危重症案例情景模拟实战演练

主编　王春英　房　君　孔红艳　许兆军　蒋　晔

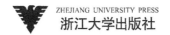

ZHEJIANG UNIVERSITY PRESS
浙江大学出版社

图书在版编目（CIP）数据

危重症案例情景模拟实战演练 / 王春英等主编. —
杭州：浙江大学出版社，2019.3（2025.1重印）
ISBN 978-7-308-19025-1

Ⅰ. ①危… Ⅱ. ①王… Ⅲ. ①急性病－诊疗－案
例 ②险症－诊疗－案例 Ⅳ. ①R459.7

中国版本图书馆CIP数据核字（2019）第047914号

危重症案例情景模拟实战演练

王春英　房　君　孔红艳　许兆军　蒋　晔　主编

责任编辑　潘晶晶
责任校对　董晓燕
封面设计　周　灵
出版发行　浙江大学出版社
　　　　　（杭州市天目山路148号　邮政编码310007）
　　　　　（网址：http://www.zjupress.com）
排　　版　杭州兴邦电子印务有限公司
印　　刷　广东虎彩云印刷有限公司绍兴分公司
开　　本　710mm×1000mm　1/16
印　　张　12
字　　数　180千
版 印 次　2019年3月第1版　2025年1月第3次印刷
书　　号　ISBN 978-7-308-19025-1
定　　价　50.00元

《危重症案例情景模拟实战演练》
编委会

主　　编：王春英　房　君　孔红艳　许兆军　蒋　晔

副 主 编：金艳艳　傅晓君　洪　月　严洁琼　高咪咪

编　　委（按姓氏拼音排序）：

鲍郸娜　曹　燕　陈海燕　陈　萍　陈　瑜

方　芳　方喜喜　黄淑群　郎　萍　李　玲

林　李　宓莹燕　任皎皎　任亚萍　王泓权

王　盼　王淑媛　谢小玲　徐　虹　杨瑶琴

虞　立　袁玲玲　张静静　张　艳　庄　茗

前　言

危重症患者在病情变化初期分布于各专科病房，其特点之一是病情变化急骤。这就要求临床护士熟练掌握各专科疾病的应急流程，掌握多种急救仪器、设备的操作方法。同时具备危重症情况的判断能力、紧急处理能力及预见性护理能力，能够发现主要问题，采取迅速、高效的护理措施，主动配合医生进行抢救，从而提高医院危重症护理的整体水平。

中国科学院大学宁波华美医院是一所综合性三级甲等医院，收住不同专科疾病的患者。为使临床护士切实掌握专科疾病病情变化评估、急救处理和应急护理操作，也为锻炼护士急救时遇事不惊、应变有序的工作能力，从而保障患者安全，提高护理质量，本院护理部组织编写了《危重症案例情景模拟实战演练》。

本书从各专科疾病常见应急情况出发，收集30个典型案例，分外科篇、内科篇、共性篇进行系统性阐述，内容包括病史资料、临床情景、考核重点、考核内容、急救流程及考核表单。除具有常规应急护理操作、专科疾病急救处理流程之外，本书还包括专科疾病特色护理知识点、检查项目及医院感染等相关内容。

本书具有以下主要特点：

1. 实用性强。针对临床专科实际情况，以案例形式展开讨论，图文并茂地对案例中的关键知识和操作进行注释和图解。

2. 实践指导性强。本书对专科疾病急救流程进行详细描述，表达清晰，重点突出。护理管理者和各层级护理人员均可参照流程与考核表单进行急救护理质量培训。

3. 注重团队意识。强调团队配合在急救时的作用，配合考核表单，帮助护理人员理清急救思路，训练急救能力。

4. 注重人文。在急救过程中强调护理人文的体现。操作前后向患者做简要解释，为其提供心理支持等。

由于危重症护理学科发展迅速，各专科疾病表现存在个体差异，本书中难免存在不当和疏漏之处，敬请读者批评指正。

编 者

2019年3月

目录

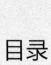

参考文献

第一部分　外科篇

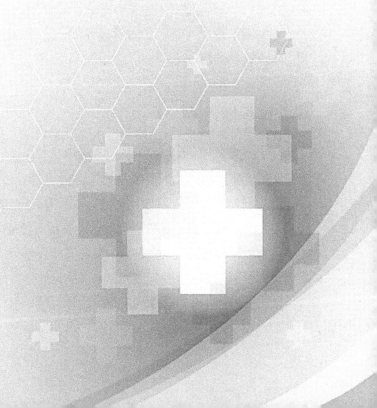

‹ 01 ›

甲状腺术后切口出血情景案例考核

📋 病历资料

患者：女性，56岁，发现甲状腺结节1年余，颈部B超显示双侧甲状腺占位伴左侧钙化，右侧颈部淋巴结肿大伴钙化。疑似甲状腺癌转移。2018年1月15日，拟"双侧甲状腺结节"，收住入院。入院后，按医嘱完善术前检查，以备手术。患者既往体健，无高血压、糖尿病等慢性疾病史，无过敏史。

🛏 临床情景

1月17日下午，在全麻下行"右侧甲状腺癌根治术＋左侧甲状腺切除术＋右侧颈部淋巴结功能性清扫术"。患者于20：20返回病房，术后诊断：①右侧甲状腺癌伴颈部淋巴结转移；②左侧甲状腺癌。患者生命体征平稳。颈部的两根负压引流管引流通畅，吸出血性液体15ml。护士于21：20巡视时发现其颈部切口处稍肿胀，触诊双侧颈部周围组织，无紧张感。患者自诉无颈部压迫感，呼吸顺畅。心电监护显示，血氧饱和度为98%。护士将情况向医生汇报，医生查看后无特殊处理，嘱咐密切观察患者颈部肿胀情况。患者于21:32突发呼吸困难,颈部切口明显肿胀,呼吸时呈哮鸣音,出现濒死感。测得血氧饱和度87%,心率118次/min。患者极度恐惧。考虑因切口出血压迫气管而致患者窒息。

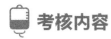

考核重点

1. 甲状腺术后切口出血的评估。
2. 甲状腺术后切口出血急救流程(附件A1-1)

考核内容

考核点1 病情观察及判断。

甲状腺术后切口出血的评估依据:

(1)引流量突然增加,短时间内引流量≥20ml。

(2)引流液中出现血凝块。

(3)每小时引流量≥50ml。

(4)患者颈部、胸部出现肿胀感,自诉胸闷、呼吸不畅。

该患者于21:32突发呼吸困难,颈部切口明显肿胀,呼吸时呈哮鸣音,出现濒死感。这符合甲状腺术后切口出血的表现。

考核点2 紧急处理。

(1)立即呼叫医师,准备急救用物:将气切包、抢救车、中心吸引器、拆线包等放置于床旁。

(2)保持患者呼吸道通畅:①配合医生行床旁切口缝线拆除,敞开切口,用中心吸引器吸除血液。②抬高床头,给予患者氧气的吸入。③通知麻醉科,准备气管插管,以呼吸球囊辅助患者呼吸,并联系手术室以做好急诊手术准备。

考核点3 甲状腺术后观察重点。

密切观察患者呼吸、血氧饱和度、意识、血压、心率等生命体征,特别是颈部切口出血情况和颈部切口肿胀情况。

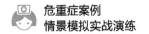

▓▓ 附件

附件A1-1　甲状腺术后切口出血急救流程（图A1-1）

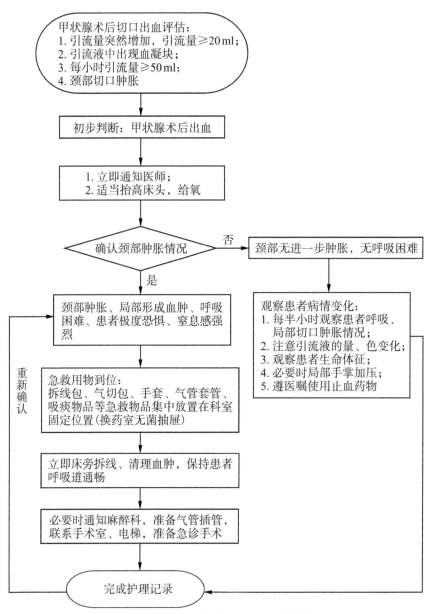

图A1-1　甲状腺术后切口出血急救流程

附件A1-2 甲状腺术后切口出血急救考核表（表A1-1）

表A1-1 甲状腺术后切口出血急救考核表

项　目	考核内容		分　值	存在问题	得　分
患者评估（20%）	1. 评估依据	引流量突然增加，引流量≥20ml，引流液中出现血凝块	4		
		每小时引流量≥50ml	4		
		颈部切口肿胀	4		
	2. 初步诊断：甲状腺切口出血		4		
	3. 紧急呼叫医生		4		
急救处理（35%）	切口未肿胀	观察切口有无进一步肿胀	5		
		给氧，开通静脉，遵医嘱使用止血药物	5		
		必要时局部手掌加压	5		
	切口肿胀	急救用物到位：拆线包、吸引器、手套、气管套管等	5		
		立即床旁拆线，敞开切口，清理血肿	10		
		保持患者呼吸道通畅，给氧	5		
判断与处理（30%）	肿胀消退	1. 至少每半小时观察患者呼吸、局部切口肿胀情况	5		
		2. 注意引流液的量、色变化	5		
		3. 心电监护仪监测，观察患者生命体征变化			
	肿胀未消退	1. 通知麻醉科，准备气管插管	5		
		2. 准备呼吸球囊，辅助呼吸	5		
		3. 中心吸引以清除残余血液	5		
		4. 联系手术室、电梯，准备急诊手术	5		
整体评价（15%）	1. 抢救工作有条不紊，配合默契		5		
	2. 抢救记录及时、规范		5		
	3. 抢救过程体现人文关怀，保护患者隐私		5		
总分：100分		总计			

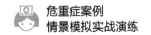

附件A1-3　甲状腺术后出血知识点

有文献报道，甲状腺术后切口出血发生率为0.06%～1.20%；因出血而死亡的发生率为0.07%～0.30%。

甲状腺术后切口内出血，多发生于术后48h内，由手术时止血（特别是腺体断面止血）不完善、血管结扎线滑脱引起，临床表现为患者进行性呼吸困难，烦躁，发绀，甚至窒息。如患者颈部肿胀，切口渗出鲜血，多为切口内出血所引起，必须立即行床旁抢救，及时剪开缝线，敞开切口，迅速除去血肿。如患者呼吸无改善，则行气管切开。待患者情况好转后，送手术室做进一步检查、止血和其他处理。

附件A1-4　甲状腺术后引流管固定方法（图A1-2）

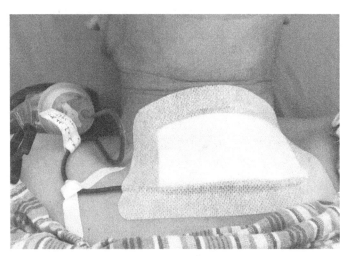

图A1-2　甲状腺术后引流管固定

⟨ **02** ⟩

直肠癌术后并发感染性休克情景案例考核

病历资料

患者：男性，38岁，因"直肠癌术后1个月，腹胀3d且加重，伴人工肛门停止排便排气8h"于2017年12月14日16:32急诊入院。患者1个月前因"直肠癌"入院，在全麻下行"直肠癌根治术＋回肠预防性造瘘术"。

临床情景

16:40，患者神志清，精神萎靡，面色苍白，肢端血运差，四肢皮温低。对其给予一级护理，禁食，心电监护，鼻导管吸氧3L/min。入院时，患者体温36.2℃，心率128次/min，血压105/52mmHg（1mmHg＝0.133kPa），血氧饱和度97％，呼吸18次/min。16:50，患者心率121次/min，血压85/55mmHg，血氧饱和度78％，呼吸19次/min。急诊血常规结果显示：白细胞计数$19.9×10^9$/L，中性粒细胞百分比0.912，血红蛋白162g/L，血小板计数$158×10^9$/L，C反应蛋白（全血快速分析）248.0mg/L。

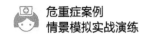
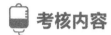 **考核重点**

1. 感染性休克急救流程（附件 A2-1）。
2. 休克分期及表现（附件 A2-2）。

考核内容

考核点1 病情观察及判断。

该患者肠梗阻后引发了感染性休克（附件 A2-3）。

考核点2 紧急处理。

呼叫医生救援。将患者安置于休克体位，按感染性休克急救流程进行急救（附件 A2-4）。

考核点3 该患者的休克分期及表现。

患者体温36.2℃，心率121次/min，血压85/55mmHg，血氧饱和度78%，呼吸19次/min。初步判断该患者为休克中期（失代偿期）。

考核点4 胃肠减压操作（附件 A2-5）。

■ 附件

附件1：感染性休克急救流程（图A2-1）

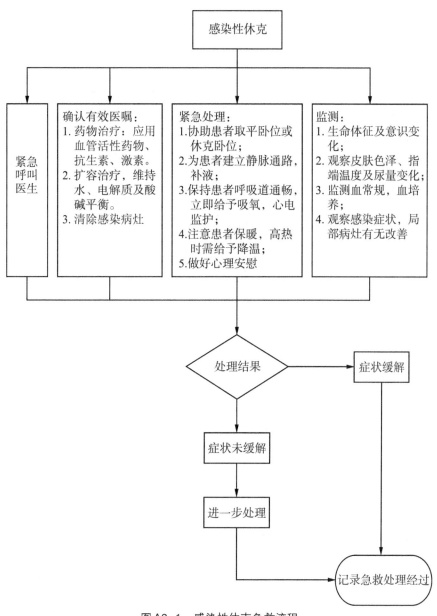

图A2-1　感染性休克急救流程

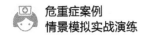

附件A2-2：休克分期及表现（表A2-1）

表A2-1　休克分期及表现

分　期	临床表现		
	神　志	心率/血压	全身情况
代偿期 （休克早期）	过度兴奋，烦躁不安，意识清楚	脉搏快而有力，血压正常或偏高，舒张压稍升高，脉压减小	面色及皮肤苍白湿冷，口唇和甲床轻度发绀
失代偿期 （休克中期）	除早期表现外，患者神志尚清楚，表情淡漠，意识模糊	脉搏细速，收缩压降至80mmHg（10.64kPa）以下，脉压＜20mmHg（2.66kPa）	全身无力，反应迟钝，浅静脉萎陷，口渴，尿量减少至20ml/h以下
不可逆期 （休克晚期）	除中期表现继续加重外，意识障碍甚至昏迷	收缩压＜60mmHg（7.89kPa），甚至测不出	呼吸急促，极度发绀，无尿；发生多系统器官衰竭

附件A2-3：感染性休克的诊断标准

1. 感染的诊断标准：存在感染的临床表现、实验室或影像学证据。

2. SIRS的诊断标准：①体温＞38℃或＜36℃；②心率＞90次/min；③过度通气（呼吸＞20次/min或二氧化碳分压＜32mmHg）；④白细胞增多（白细胞计数＞$12×10^9$/L）；或白细胞减少（白细胞计数＜$4×10^9$/L）；或有超过10％的幼稚白细胞。

3. 低血压：成年人收缩压（systolic blood pressure, SBP）＜90mmHg，平均动脉压（mean artery pressure, MAP）＜70mmHg，或下降的SBP＞40mmHg，或低于正常年龄相关值的2个标准差。

4. 组织低灌注的诊断标准：①高乳酸血症（血清乳酸浓度＞2mmol/L）；②毛细血管再充盈时间延长，皮肤出现花斑或瘀斑。

5. 器官功能障碍的诊断标准：心血管系统、呼吸系统、肝脏、肾脏、神经系统、血液系统等功能障碍。

附件A2-4：感染性休克急救流程考核表（表A2-2）

表A2-2 感染性休克急救流程考核表

项　目	考核内容		分　值	存在问题	得　分
患者评估（25%）	1. 评估依据	有感染病灶，体温>38℃或<36℃	5		
		心率加快，收缩压低于90mmHg或较原基础值下降40mmHg以上，脉压变小	5		
		少尿，或有意识改变，白细胞及中性粒细胞比例增加	5		
	2. 初步诊断：感染性休克		5		
	3. 紧急呼叫医生		5		
急救处理（30%）	1. 将患者安置于平卧位，或病情允许时让患者处中凹位		5		
	2. 建立静脉通路（至少两路）		5		
	3. 吸氧		5		
	4. 心电监护		5		
	5. 保暖		5		
	6. 确认有效医嘱：应用血管活性药物、抗生素、激素，补液扩容，清除感染灶		5		
判断与处理（30%）	休克纠正	1. 观察病情变化，按照医嘱用药	5		
		2. 心理安慰	5		
	休克未纠正	1. 继续给予抗休克治疗	5		
		2. 观察感染症状，局部病灶	5		
		3. 持续监测患者生命体征、意识、尿量、皮肤黏膜、CVP等情况及血常规、血气、生化等指标	5		
		4. 严密观察患者病情变化	5		
整体评价（15%）	1. 抢救工作有条不紊，配合默契		5		
	2. 抢救记录及时，规范		5		
	3. 抢救过程体现人文关怀，保护患者隐私		5		
总计：100分		总分			

注：CVP为中心静脉压（central venous pressure）。

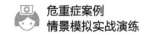

附件A2-5：胃肠减压操作考核评分表（表A2-3）

表A2-3　胃肠减压操作考核评分表

项　目		程　序	完　成	未完成		得　分
				未　做	错　误	
自身准备		规范洗手：六步洗手法				
		戴口罩				
操作前准备		用物准备及质量检查				
操作步骤	准备	核对身份				
		解释操作目的及配合内容				
		戴手套				
		将患者安置于舒适体位（平卧位、半卧位、坐位）				
	过程	垫治疗巾；将弯盘置于患者颌下				
		检查并清洁患者鼻腔，如有活动义齿应取下				
		检查胃管				
		★ 测量插入胃管的长度并做好标识				
		用液状石蜡润滑胃管				
		★ 经鼻腔将胃管插至咽喉部（约15cm），嘱患者做吞咽动作，抬起昏迷患者头部，使其下颌靠近胸骨柄，将胃管（45～55cm）送至胃内				
		检查口腔内有无胃管盘曲				
		初步固定胃管				
		★ 判断胃管的位置				
		★ 重新固定胃管				
		连接负压引流器				
	结束	整理床单位及宣教注意事项				
		整理用物				
		规范洗手：六步洗手法				
		观察并记录				

续表

项　目			程　序	完　成	未完成		得　分
					未　做	错　误	
操作步骤	停用		核对患者身份				
			解释，戴手套				
			垫治疗巾，将弯盘置于患者额下				
			分离负压吸引器，将胃管末端夹紧并置于弯盘内				
			撕去固定的胶布				
		★	拔管：嘱患者深呼吸，呼气时拔管				
			清洁患者口鼻、面部，擦去胶布痕迹				
			安置患者，整理床单位				
			整理用物				
			规范洗手：六步洗手法				
			记录				
操作熟练程度			动作轻巧、稳重、有条不紊				
人文关怀			操作中注意与患者交流，关心患者				
结果			未做件数：　　错误件数：　　未通过加★件数：				
			总点评：				

备注：胃肠减压考试总分100分，分35件考点，其中加★考件5分，其余项为2.5分。加★考件未做扣5分，错误扣3分；其他考件未做扣2.5分，错误酌情扣分。总分低于90分为不合格。

〈 03 〉

颅脑术后再出血情景案例考核

病历资料

患者：女性，72岁，因"右侧桥小脑角肿瘤"于2017年10月22日收住入院，既往因"右侧桥小脑角肿瘤"行"伽马刀手术"，有高血压病史，入院后完善各项检查。神志清，精神好，四肢肌力Ⅴ级，无恶心、呕吐不适。

临床情景

10月26日，患者在全麻下行"右侧桥小脑角肿瘤切除术"。术后神志清，瞳孔左眼0.25cm，右眼0.25cm，对光反射灵敏。头部用敷料包扎，无渗血、渗液，无恶心、呕吐不适，四肢肌力Ⅴ级。10月27日7：00，患者突发嗜睡，瞳孔左眼0.35cm，右眼0.3cm，对光反射迟钝。有恶心感，无呕吐不适，四肢肌力Ⅳ级。急诊CT显示：脑肿物术后改变，右侧颞叶有出血灶、两侧脑室有较多积血，有脑疝形成可能。

考核重点

1. 开颅术后再出血急救流程（附件 A3-1）。
2. 颅内压监测仪操作（附件 A3-2）。

考核内容

考核点 1 病情观察及判断。

患者在脑肿瘤术后第 2 天突发神志改变、肌力减退、恶心等不适。CT 显示：右侧颞叶有出血灶，两侧脑室有较多积血。初步判断该患者发生了开颅术后再出血。

考核点 2 紧急处理。

立即呼叫医师，按开颅术后再出血的急救流程处理。

考核点 3 开颅术后患者瞳孔的观察要点。

（1）一般而言，如双侧瞳孔缩小或大小不等，光反应存在，则病变在丘脑。

（2）瞳孔大小交替：瞳孔忽大忽小，一侧瞳孔时而散大，时而缩小，或两侧交替进行，光反应消失，常是脑干损伤的表现。或是天幕疝，早期动眼神经受刺激，瞳孔先缩小，随着病情的进展，动眼神经麻痹使瞳孔扩大。

（3）枕骨大孔疝的病情进展比小脑幕疝更快，患者主要表现为昏迷，双侧瞳孔先缩小（交感神经受压迫），之后散大，很快出现中枢性的呼吸衰竭及循环衰竭。

（4）瞳孔"针尖样"改变，眼球固定，光反应消失，患者很快陷入深昏迷，四肢瘫痪，常是脑桥出血的表现。

（5）如一侧瞳孔散大，对光反射消失，并出现眼球固定，则病变累及中脑，或是天幕疝所致。

（6）双侧瞳孔散大，眼球固定，光反应消失，半呼吸不规则或停止，脉搏不规则，血压下降，常是枕骨大孔疝且延髓受累的表现。

考核点 4 颅内压监测仪的操作。

░ 附件

附件A3-1：开颅术后再出血急救流程（图A3-1）

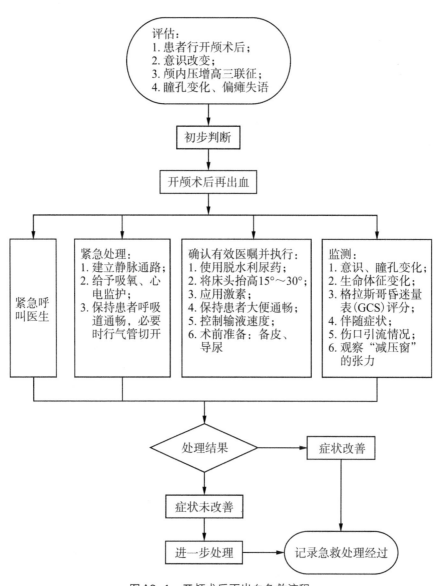

图A3-1　开颅术后再出血急救流程

附件A3-2：codman颅内压（ICP）监测仪操作流程（图A3-2）

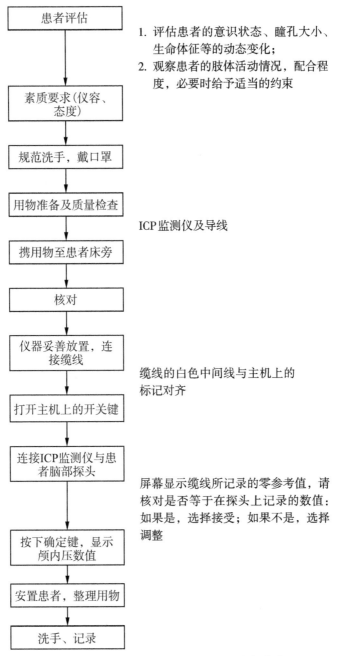

患者评估

1. 评估患者的意识状态、瞳孔大小、生命体征等的动态变化；
2. 观察患者的肢体活动情况，配合程度，必要时给予适当的约束

素质要求(仪容、态度)

规范洗手，戴口罩

用物准备及质量检查

ICP监测仪及导线

携用物至患者床旁

核对

仪器妥善放置，连接缆线

缆线的白色中间线与主机上的标记对齐

打开主机上的开关键

连接ICP监测仪与患者脑部探头

屏幕显示缆线所记录的零参考值，请核对是否等于在探头上记录的数值：如果是，选择接受；如果不是，选择调整

按下确定键，显示颅内压数值

安置患者，整理用物

洗手、记录

图A3-2 codman颅内压（ICP）监测仪操作流程

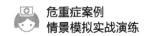

附件A3-3：开颅术后再出血急救考核表（表A3-1）

表A3-1　开颅术后再出血急救考核表

项　目	考核内容		分　值	存在问题	得　分
患者评估（25%）	1. 评估依据	患者行开颅术后	3		
		意识改变	3		
		颅内压增高三联征	3		
		瞳孔变化	3		
		偏瘫失语	3		
	2. 初步诊断：开颅术后再出血		5		
	3. 紧急呼叫医生		5		
急救处理（30%）	1. 让患者卧床休息，将床头抬高15°～30°		5		
	2. 迅速建立静脉通路		5		
	3. 给予吸氧、心电监护		5		
	4. 保持患者呼吸道通道，必要时行气管切开		5		
	5. 确认有效医嘱：应用脱水利尿药、激素等		5		
	6. 做好术前准备：备皮、导尿		5		
判断与处理（30%）	症状改善	1. 保持病房安静、减少探视时间，使患者得到充分休息	5		
		2. 控制输液速度及量	5		
		3. 使患者保持大便通畅	5		
		4. 安抚患者，稳定情绪，避免刺激	5		
	症状未改善	1. 遵医嘱继续用药，观察药物疗效及副作用	5		
		2. 病情观察、监测指标：意识、瞳孔变化、生命体征、格拉斯哥昏迷量表评分、伤口引流情况、"减压窗"的张力	5		
整体评价（15%）	1. 抢救工作有条不紊，配合默契		5		
	2. 抢救记录及时，规范		5		
	3. 抢救过程体现人文关怀，保护患者隐私		5		
总分：100分		合计			

⟨ 04 ⟩

癫痫大发作情景案例考核

📋 病历资料

患者：男性，49岁，因"头痛，发热"于2017年9月21日9:55急诊留待观察。按医嘱给予抗生素等治疗，并予以颅脑CT、B超等辅助检查。无任何基础疾病，发病前曾受凉。诉有喉痛，依照一般感冒症状进行治疗，但症状未缓解，且出现头痛现象，偶有恶心。

🛏 临床情景

患者于9月22日5:35诉寒战明显，体温测量值为39.5℃。按医嘱给予抽血（用于血培养化验）、冰袋物理降温，并改用抗生素加强控制感染。10min后患者突感头痛加重，呕吐，继而出现神志不清，头偏向一侧，上睑抬起，眼球上窜，牙关紧闭，颈部和躯干先屈曲而后反张。

📋 考核重点

1. 癫痫大发作急救流程（附件A4-1）。

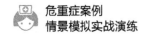
2. 口咽通气管使用流程（附件A4-2）。

考核内容

考核点1 病情观察及判断。

该患者发生了癫痫大发作。

考核点2 紧急处理。

呼叫医生救援，按癫痫大发作急救流程处理。

考核点3 口咽通气管使用流程（口咽通气管的置入见图4-1）。

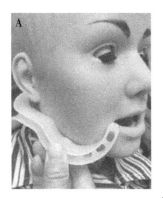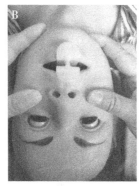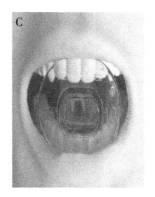

图4-1　口咽通气管的置入

考核点4 口头医嘱执行流程（附件A4-3）。

▪▪附件

附件A4-1：癫痫大发作急救流程（图A4-1）

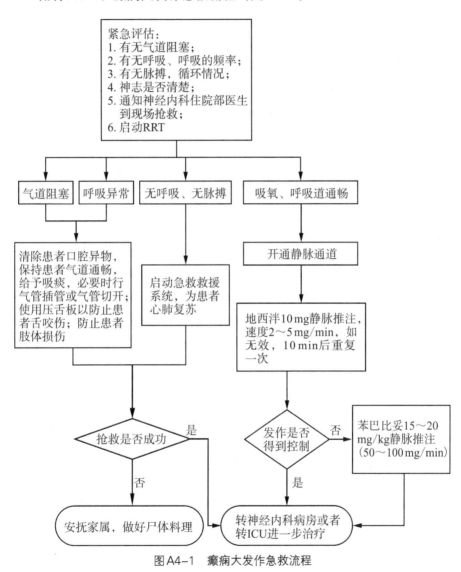

图A4-1 癫痫大发作急救流程

注：RRT为快速反应小组（rapid response team）；
ICU为重症监护室（intensive care unit）。

附件A4-2：口咽通气管使用流程（图A4-2）

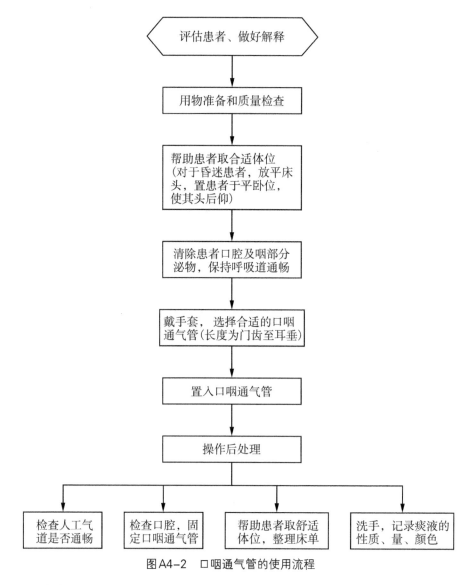

图A4-2　口咽通气管的使用流程

备注：

1. 口咽通气管的选择。

（1）选择口咽通气管的原则：宁大勿小。

（2）型号选择：根据患者门齿到耳垂或下颌角的距离选择大、中及小号。

（3）对于有义齿的患者，应取下义齿。

（4）正确的放置位置：口咽管前端在会厌上舌根处。

2. 置入口咽通气管的两种方法。

（1）直接放置法：使用压舌板协助，压舌板从白齿处置入（对于牙关紧闭者，使用张口器），将口咽通气管的咽弯曲部分沿舌面顺势送至上咽部，使舌根与口咽后壁分开。

（2）反向插入法：将口咽通气管从白齿处插入，咽弯曲部分从腭部插入口腔（对于牙关紧闭者，使用张口器），当其内口接近咽后壁时（即已通过悬雍垂），即将其旋转180°，借患者吸气时顺势向下推送，使弯曲部分下面压住舌根，弯曲部分上面抵住口咽后壁。

附件A4-3：口头医嘱执行流程（图A4-3）

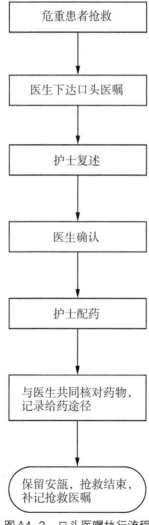

图A4-3 口头医嘱执行流程

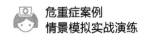
附件A4-4：癫痫大发作急救流程考核表（表A4-1）

表A4-1 癫痫大发作急救流程考核表

项 目	考核内容		分 值	存在问题	得 分
患者评估（15%）	1. 评估依据	突发意识丧失	3		
		身体僵硬	3		
		四肢抽搐，伴或不伴有口唇发紫，大小便失禁	3		
	2. 初步诊断：癫痫大发作		3		
	3. 紧急呼叫医生		3		
急救处理（40%）	1. 保持环境安全		5		
	2. 清除患者口腔内异物，保持患者呼吸道通畅		5		
	3. 给予吸氧		5		
	4. 建立静脉通路		5		
	5. 确认有效医嘱	紧急缓解症状用药：安定	5		
		控制癫痫发作用药：丙戊酸钠	5		
		避免癫痫发作的诱因	5		
		积极治疗原发病，防止并发症	5		
判断与处理（30%）	症状改善	1. 清理床单位，保持床单位整洁	5		
		2. 保持病房安静，减少探视	5		
		3. 保持患者心情舒畅。避免刺激患者，避免兴奋性食物	5		
	症状未改善	1. 按照医嘱继续用药，观察药物疗效及副作用	5		
		2. 家属陪护，病情观察，防止患者癫痫发作时发生坠床或跌倒	5		
		3. 观察：神志、动脉血氧饱和度（SaO$_2$）、发作类型、频率及持续时间	5		
整体评价（15%）	1. 抢救工作有条不紊，配合默契		5		
	2. 记录抢救经过		5		
	3. 抢救过程体现人文关怀，保护患者隐私		5		
总分：100分		合计			

〈 **05** 〉

脑疝情景案例考核

病历资料

患者：女，49岁。因"头晕伴左侧肢体乏力62h"于2017年10月20日入院。既往有高血压、高脂血症、脑梗死等病史。入院情况：嗜睡，精神软；需平车助行；对答切题，但口齿含糊；双侧瞳孔直径2.5mm，等大等圆，对光反射灵敏；右眼向右侧注视困难；口角向右侧偏斜；左上肢肌力0级，左下肢肌力1级，右侧肢体肌力5级；生命体征平稳。

临床情景

入院后的第5天患者诉头痛，呕吐3次，血压188/90mmHg。按医嘱给予托烷司琼注射液止吐，注射用艾司奥美拉唑钠护胃，硝普钠降压治疗。2h后患者突发神志不清，左侧瞳孔直径2mm，右侧瞳孔直径5mm，对光反射消失。按医嘱给予甘露醇以降颅内压。急诊CT提示：梗死后出血。急诊在全麻下行"开颅血肿清除术＋去骨瓣减压术"，术后转至ICU继续治疗。患者深昏迷，格拉斯哥昏迷量表（Glasgow Coma scale, GCS）评分3分，气管插管，机械通气，左侧瞳孔直径4mm，右侧瞳孔直径5mm，对光反射消失。留置脑室引流管一根。

☑ 考核重点

1. 脑疝急救流程（附件 A5-1）。
2. 瞳孔观察要点。

🩸 考核内容

考核点1 病情观察及判断。

该患者发生了脑疝。

考核点2 紧急处理。

呼叫医生救援，按脑疝急救流程进行急救。

考核点3 瞳孔观察要点。

小脑幕切迹疝患者两侧瞳孔不等大，起初病侧瞳孔略缩小，光反应稍迟钝，以后病侧瞳孔逐渐散大，略不规则，直接及间接光反应消失，但对侧瞳孔仍可正常，这是由于患侧动眼神经受到压迫牵拉。瞳孔观察方法见图5-1、图5-2。

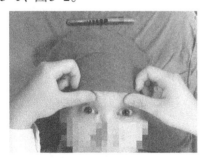
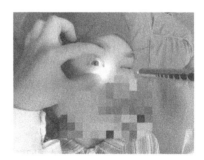

图5-1 掰开上眼睑　　　　　图5-2 光源对准瞳孔

考核点4 根据患者病情进行GCS评分。

Glasgow 昏迷量表从睁眼、语言、运动三个方面对患者病情进行评分，三者得分相加表示意识障碍程度，分数越低表示意识障碍越严重。最高15分，表示意识清醒；8分以下为昏迷；最低3分。通常GCS在8分以上的患者恢复的机会大，7分以下预后较差，3~5分存在潜在死亡的危险。

▨▨ 附件

附件A5-1：脑疝急救流程（图A5-1）

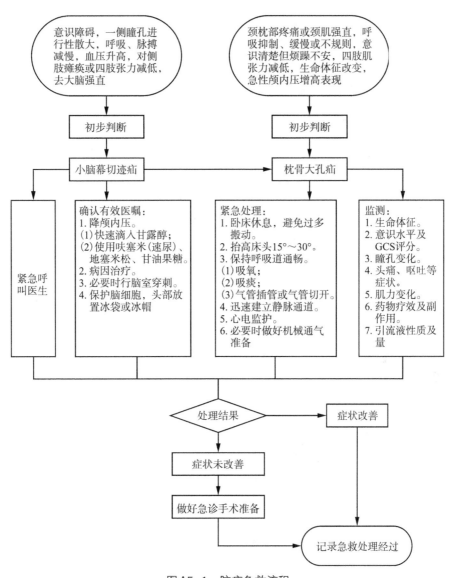

图A5-1 脑疝急救流程

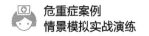

危重症案例
情景模拟实战演练

附件A5-2：脑疝急救流程考核表（表A5-1）

表A5-1　脑疝急救流程考核表

项　目	考核内容		分　值	存在问题	得　分
患者评估（25%）	1. 评估依据	剧烈头痛，频繁呕吐	3		
		一侧瞳孔进行性散大	3		
		不同程度的意识障碍	3		
		呼吸慢，血压升高	3		
		肢体活动障碍	3		
	2. 初步诊断：脑疝		5		
	3. 紧急呼叫医生		5		
急救处理（25%）	1. 让患者卧床休息，避免过多搬动，抬高床头15°～30°		5		
	2. 保持患者呼吸道通畅，给予吸氧、气管插管或气管切开		5		
	3. 迅速建立静脉通道		5		
	4. 心电监护		5		
	5. 确认有效医嘱：脱水药的应用，病因治疗，脑室穿刺，冬眠疗法		5		
判断与处理（35%）	症状改善	1. 保持病房安静，减少探视时间及次数，让患者获得充分休息	5		
		2. 保暖，预防患者受凉；保持患者大便通畅	5		
		3. 监测指标：生命体征，意识水平，GCS评分，瞳孔变化，肌力变化	5		
		4. 保持引流管通畅，记录出入量	5		
	症状未改善	1. 遵医嘱继续用药，观察药物疗效及副作用	5		
		2. 病情观察，做好手术准备	5		
		3. 监测指标：生命体征，意识水平，GCS评分，瞳孔变化，肌力变化	5		
整体评价（15%）	1. 抢救工作有条不紊，配合默契		5		
	2. 抢救记录及时，规范		5		
	3. 抢救过程体现人文关怀，保护患者隐私		5		
总计：100分			总分		

028

〈 06 〉

脑动脉瘤破裂出血情景案例考核

病历资料

患者：男性，51岁，因"前交通动脉瘤"于2017年12月6日16:30急诊入院。既往有高血压病史，入院后行头颅CT血管造影（CT angiography, CTA）等各项检查。血压、生命体征及各项指数基本平稳。

临床情景

12月7日7:31，患者自诉头颈部持续钝痛，数字分级评分法（numerical rating scale, NRS）评分5分，伴头晕、恶心，呕吐数次，每次为胃内容物。患者神志清醒，GCS评分15分。睁眼反射：自动睁眼（4分）。语言反应：回答正确（5分）。运动反应：按吩咐动作（6分）。脉搏80次/min，呼吸17次/min，血压155/92mmHg，体温37.7℃。双侧瞳孔等大正圆，直径2.5mm，对光反射灵敏。双眼无青紫肿胀，无耳鼻流血，四肢肌力Ⅴ级，腱反射正常，双侧病理征阴性。

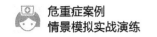

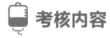 **考核重点**

1. 脑动脉瘤破裂出血急救流程（附件A6-1）。
2. 如何正确控制脑动脉瘤患者的血压。

考核内容

考核点1 病情观察及判断。

该患者有脑动脉瘤病史，突发头颈部持续钝痛，NRS评分5分，伴头晕、恶心，呕吐数次，每次为胃内容物。头颅CTA显示：左侧大脑前动脉及大脑前交通动脉交叉处动脉瘤；蛛网膜下腔出血。判断为脑动脉瘤破裂出血。

考核点2 紧急处理。

呼叫医生救援，按脑动脉瘤破裂出血急救流程抢救。

考核点3 脑动脉瘤破裂出血观察要点。

（1）患者头痛：骤发劈裂般剧痛，可向颈、肩、腰背和下肢延伸。

（2）患者恶心、呕吐、面色苍白、出冷汗。

（3）患者意识障碍：动脉瘤破裂引起颅内压骤然升高，导致脑灌注压急剧下降。患者因缺血而出现晕厥、神志不清或轻度醒觉障碍等。若病情进行性加重进而造成脑水肿，则意识障碍呈不可逆。少数患者无意识改变，但有畏光、淡漠、怕响声和震动等症状。

（4）20%的患者可有癫痫发作。

出现以上情况应密切观察患者瞳孔，及时发现瞳孔散大等早期脑疝征象，以尽快采取紧急处理。

考核点4 脑动脉瘤患者血压控制要点。

控制性降低血压是预防和减少脑动脉瘤再次出血的重要措施之一。动脉瘤破裂出血后颅内压增高，若再伴有动脉痉挛，脑供血会相应减少。如血压降低过多，就会造成患者脑灌注不足而引起脑损害。因此为患者降血压时，不宜让血压降低过多，且需在持续监测血压的情况下进行，通常血压降低10%～20%即可。对于高血压患者，可降低原有收缩压水平的30%～50%。在降压的同时，需注意观察患者病情的变化，如有头晕、意识恶化等缺血症状，应予适当回升。通过微泵输注，对降压药物的注射速率进行合理控制。剧烈的头痛可导致血压升高，增加再出血的可能。患者出现的焦虑症状，亦可诱发血压波动。必要时给予患者镇静药物治疗，以达到缓解头痛、稳定血压的目的。

▓▓附件

附件A6-1：脑动脉瘤破裂出血急救流程（图A6-1）

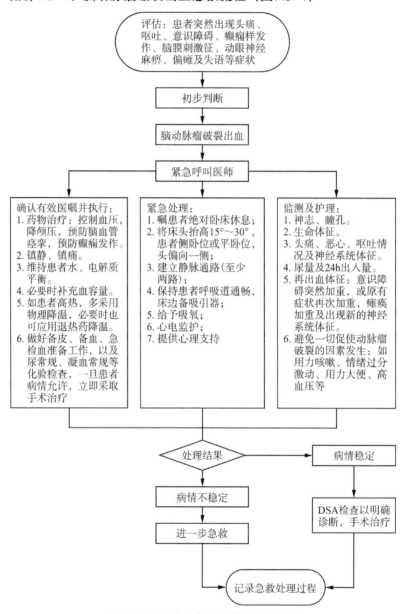

图 A6-1　脑动脉瘤破裂出血急救流程

注：DSA为数字减影血管造影（digital substraction angiography）。

附件A6-2：脑动脉瘤破裂出血急救考核表（表A6-1）

表A6-1　脑动脉瘤破裂出血急救考核表

项　　目		考核内容	分　值	存在问题	得　分
患者评估（25%）	1. 评估依据	颅脑CT确诊脑动脉瘤患者	5		
		突然剧烈头痛、恶心、呕吐、大汗淋漓、意识障碍，甚至昏迷	5		
		癫痫样发作、颈强直、克氏征阳性、偏瘫、失语等	5		
	2. 初步诊断：脑动脉瘤破裂出血		5		
	3. 紧急呼叫医生		5		
急救处理（35%）	1. 确保患者绝对卧床休息，将床头抬高15°～30°，安置患者于侧卧位或平卧位，头偏向一侧		5		
	2. 保持患者呼吸道通畅，床边备吸引器		5		
	3. 给予患者吸氧，心电监护，建立静脉通路		5		
	4. 避免一切促使动脉瘤破裂因素的发生：癫痫、情绪异常、用力排便、高血压等		5		
	5. 提供心理支持		5		
	6. 确认有效医嘱	药物治疗：控制血压、降颅压、预防脑血管痉挛、预防癫痫发作	5		
		镇静、镇痛、为高热患者降温	5		
		维持水、电解质平衡，必要时补充血容量	5		
		做好备皮、备血、化验检查，护送患者进行头颅CT检查	5		
判断与处理（25%）	病情稳定	完善术前准备，DSA检查以明确诊断，手术治疗	5		
	病情不稳定	1. 按照医嘱继续用药，观察药物疗效及副作用	5		
		2. 病情观察与监测：患者神志、瞳孔、生命体征、头痛、恶心、呕吐情况及神经系统体征、再出血体征等	5		
整体评价（15%）	1. 抢救工作有条不紊，配合默契		5		
	2. 记录抢救经过		5		
	3. 抢救过程体现人文关怀，保护患者隐私		5		
总分：100分		总计			

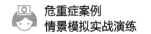
附件A6-3：GCS评分

GCS评分包括睁眼反应（E）、语言反应（V）和运动反应（M）三个方面（表A6-2），三个方面的分数加总即为昏迷指数。最高分为15分，表示意识清楚；12～14分为轻度意识障碍；9～11分为中度意识障碍；8分以下为昏迷；分数越低则意识障碍越重。评分时选患者的最好反应计分。注意运动反应评分时，患者左右两侧反应可能不同，应用较高的分数进行统计。

表A6-2　格拉斯哥昏迷评分量表

评分项目		得　分
睁眼反应（E）	自动睁眼	4分
	呼唤睁眼	3分
	刺痛睁眼	2分
	无反应	1分
语言反应（V）	回答正确	5分
	对答混乱	4分
	答非所问	3分
	含糊不清的声音	2分
	无反应	1分
运动反应（M）	正确执行指令	6分
	对刺激定位	5分
	逃避刺激	4分
	刺痛屈曲（去皮层强直）	3分
	刺痛伸展（去大脑强直）	2分
	无反应	1分

〈 07 〉

成年人异物窒息情景案例考核

病历资料

患者：男性，79岁，因"反复右上腹胀痛2个月，再发作时疼痛加重伴恶心、呕吐2d"收住入院，入院后磁共振胰胆管成像（magnetic resonance cholangiopancreatography, MRCP）显示胆总管下段结石。入院后按医嘱给予抗感染、解痉、补液、护肝等对症治疗措施，并积极完善各项术前准备工作。入院后第3天，在全麻下行"胆总管切开取石＋T管引流术"，手术过程顺利。术后诊断为胆总管结石。患者全麻清醒后安返病房。按医嘱给予抗感染、补液等对症治疗措施，按全麻术后执行常规护理。患者生命体征平稳，术后恢复顺利，术后第4天已逐渐过渡至低脂半流质饮食。

临床情景

术后第5天中午，患者在进食家属自行烹饪的食物（汤年糕）时，突然不能说话，呼吸困难，面色发绀，右手抓住颈部。家属立即呼叫医护人员。

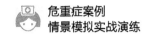

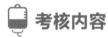 **考核重点**

1. 成年人异物窒息急救流程（附件 A7-1）。
2. 人工气道吸痰操作（附件 A7-2）。

考核内容

考核点1 病情观察及判断。

（1）根据患者的临床表现，判断该患者发生了异物窒息。

（2）老年患者异物窒息的评估：①老年患者因手术创伤、禁食、长时间卧床导致吞咽功能减退。②老年患者进食时吞咽反射迟钝，吞咽动作欠灵活，常因进食食物黏滞而卡在咽喉部或吸入气管，从而引起窒息。③患者进食过程中突然出现吸气性呼吸困难，吸气时有尖锐的噪音，喘气，无法说话，面色发绀变紫色。④特征性体征：一手紧贴在颈前喉部，呈"V"形手势。

考核点2 紧急处理。

立即呼叫医师，按成年人异物窒息急救流程处理。

（1）意识清醒者：①只要确认患者能持续进行良好的气体交换，就鼓励患者继续任意咳嗽并努力呼吸。②腹部加压冲击法（哈姆立克法）。

（2）昏迷者：①腹部挤压法（余气冲击法）。②电动吸引，对电动吸引无效者，行气管插管后再次吸引。

考核点3 人工气道吸痰操作。

▓ 附件

附件A7-1：成年人异物窒息急救流程（图A7-1）

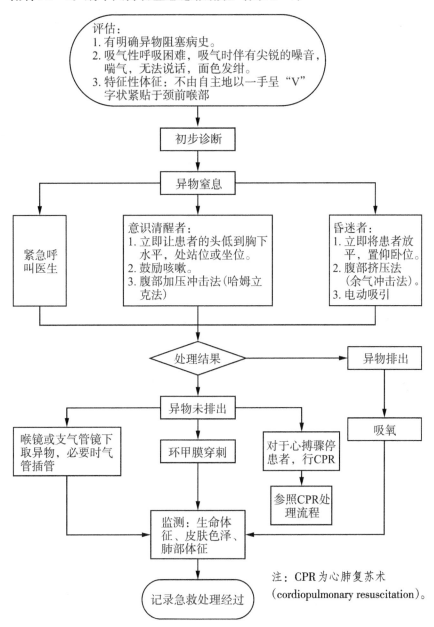

图A7-1 成年人异物窒息急救流程

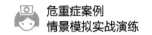
附件A7-2：人工气道吸痰操作考核评分表（表A7-1）

表A7-1　人工气道吸痰操作考核评分表

项　目			程　序	完　成	未完成		得　分
					未　做	错　误	
仪态仪表			规范洗手				
			戴口罩				
操作前准备			用物准备				
操作步骤	准备		核对				
			解释				
			评估患者呼吸道情况				
			病情允许下叩肺				
	过程		通过呼吸机给予纯氧吸入，或者呼吸球囊加压给纯氧				
			连接电源及各管路，开动吸引器，调试压力				
			倾倒生理盐水				
			打开吸痰管外包装，暴露末端				
		★	双手戴上手套，一手保持无菌，取出吸痰管				
			连接负压吸引器，调节负压				
			试吸				
			脱开患者的气管导管与给氧连接装置				
			将吸痰管轻柔地插入气管导管内（不要在负压的状态下），确定吸痰管插入深度				
		★	做间歇式旋转吸引				
			吸痰结束后将患者的气管导管与给氧装置连接				
			取出吸痰管后冲洗管内痰液				
			通过呼吸机给予纯氧吸入，或者呼吸球囊加压给纯氧				
			分离吸痰管，脱手套，关闭吸引器				
			再次评估患者呼吸道情况				

续表

项　目		程　序	完　成	未完成		得　分
				未　做	错　误	
操作步骤	过程	将患者安置于舒适卧位，整理床单位				
		处理用物				
		洗手				
		记录				
注意事项		采用正确的吸痰方法，坚持无菌原则				
		保持导管通畅				
		采用正确的叩肺手法				
		采用正确的气道湿润方法				
操作熟练程度		动作轻巧、稳重、有条不紊				
人文关怀		仪表端庄，操作中注意与患者交流，关心患者				
结果		未做件数：　　错误件数：　　未通过加★件数：				
		点评：				

备注：人工气件吸痰考试总分100分，分32件考件。其中，加★的两件考件每件5分，共计10分；其余30考件每件3分，共计90分。加★考件未做扣5分，其他考件未做扣3分，错误酌情扣分。

附件A7-3：异物窒息急救考核表（表A7-2）

表A7-2　异物窒息急救考核表

项　目		考核内容	分　值	存在问题	得　分
患者评估（20%）	1. 评估依据	有明确异物阻塞病史	4		
		吸气性呼吸困难，吸气时伴有尖锐的噪音，喘气，无法说话，面色发绀	4		
		特征性体征：不由自主地以一手呈"V"字状紧贴于颈前喉部	4		
	2. 初步诊断：异物窒息		4		
	3. 紧急呼叫医生		4		

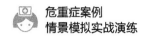
续表

项　目		考核内容	分　值	存在问题	得　分
急救 处理 （35%）	意识 清醒	1. 立即让患者的头低到胸下水平，处站位或坐位	5		
		2. 鼓励咳嗽	5		
		3. 腹部加压冲击法（哈姆立克法）	5		
	昏迷	1. 立即将患者放平，置仰卧位	5		
		2. 腹部挤压法（余气冲击法）	5		
		3. 电动吸引	5		
		4. 若电动吸引无效，则行气管插管后再次吸引	5		
判断 与 处理 （30%）	异物 排出	1. 给予吸氧	5		
		2. 观察指标：生命体征、意识、肺部体征、指端血运、皮肤色泽	5		
	异物未 排出	1. 环甲膜穿刺	5		
		2. 喉镜下取异物	5		
		3. 必要时气管插管	5		
		4. 对心搏、呼吸骤停者立即行CPR	5		
整体 评价 （15%）		1. 抢救工作有条不紊，配合默契	5		
		2. 抢救记录及时、规范	5		
		3. 抢救过程体现人文关怀，保护患者隐私	5		
总计：100分		总分			

〈 **08** 〉

胰十二指肠切除术后胰瘘情景案例考核

📋 病历资料

患者：男，69岁，因持续右上腹疼痛15d入院，有轻度黄疸，无发热，无胸闷、胸痛。上腹部CT平扫＋增强：胰头钩突部多发囊性占位，考虑胰腺导管内乳头状黏液瘤。完善术前准备后在全麻下行胰十二指肠切除术。术后带回胃管、空肠营养管（封闭中）、胆肠吻合口引流管、胰肠吻合口前引流管、胰肠吻合口后引流管、尿管各一根，患者自控镇痛（patient-controlled analgesia, PCA）泵处于使用中。

🏥 临床情景

术后第4天，患者胰肠吻合口引流管的引流液增多，引流液呈清亮淡黄色，且夹杂淡血性液体，量约80ml。通知医生，查得引流液淀粉酶8570U/L。按医嘱用甲硝唑溶液100ml冲洗腹腔引流管，1次/d。术后第6天，患者于10:00出现呼吸急促，烦躁不安，腹痛、腹胀、高热，引流液较前明显增多，颜色呈灰褐色，NRS评分5分。CT显示胰周积液，左侧胸腔积液。

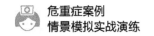
考核重点

1. 胰十二指肠切除术后胰瘘急救处理流程（附件A8-1）。
2. 更换引流袋操作考核（附件A8-2）。

考核内容

考核点1 病情观察及判断。

该患者术后第6天引流液淀粉酶为8570U/L，出现腹痛、腹胀、高热，且CT提示胰周积液，左侧胸腔积液。符合胰腺癌术后胰瘘诊断标准。

考核点2 紧急处理。

立即通知医师，按胰十二指肠切除术后胰瘘急救流程处理。

考核点3 引流管护理及引流袋更换操作。

（1）将引流管妥善固定（图8-1）到床旁，并标记好引流管的长度及名称，以利于观察引流管有无滑脱等现象。一旦发生引流管堵塞时，采用从靠近腹壁近端的引流管向外连续挤压的方法（图8-2）。

（2）指导患者及家属做好引流管的自护，在患者翻身及活动时保护引流管，避免牵拉，引流袋放置位置低于切口20cm以下，以免引流液逆流，造成腹腔感染。

（3）必要时更换引流袋，保持无菌。术后3d内观察有无血性液体。

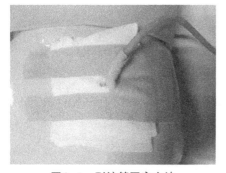

图8-1　引流管固定方法

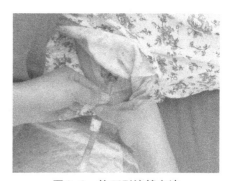

图8-2　挤压引流管方法

::附件

附件A8-1：胰十二指肠切除术后胰瘘急救处理流程（图A8-1）

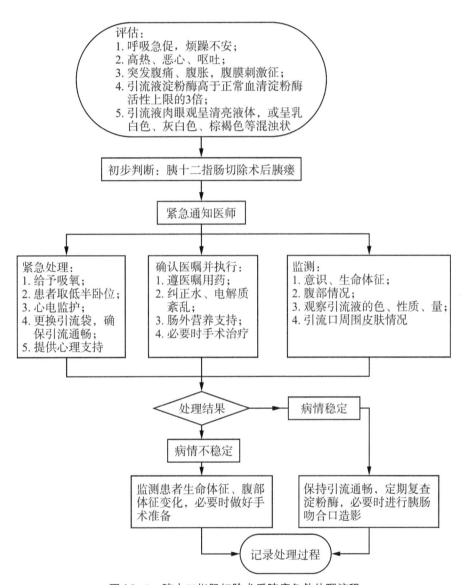

图A8-1 胰十二指肠切除术后胰瘘急救处理流程

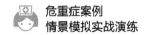
附件A8-2：更换引流袋操作考核评分表（表A8-1）

表A8-1　更换引流袋操作考核评分表

项　目		程　序	完　成	未完成		得　分
				未　做	错　误	
素质要求		仪表端庄				
		洗手				
		戴口罩				
操作前准备		用物准备				
		环境准备				
操作过程	准备	核对患者信息				
		解释				
		协助患者取低半坐卧位或平卧位				
		戴手套				
	过程	1. 检查伤口				
		2. 注意保暖，必要时床帘遮挡				
		3. 检查无菌引流袋质量				
		4. 挂引流袋于床沿				
		5. 将引流袋外包装垫在引流管接口下面				
		6. 挤压引流管				
	★	7. 用血管钳夹住引流管尾端3～6cm				
	★	8. 消毒接口处两次，上下纵行消毒2.5cm				
		9. 取无菌纱布，裹住接口处并进行分离				
		10. 消毒引流管横截面				
		11. 连接无菌引流袋，松开血管钳				
	★	12. 挤压引流管，观察是否通畅				
		13. 妥善放置引流袋				
		14. 安置患者				
		15. 告知注意事项				
	★	16. 观察引流液的颜色、性质、量				

续表

项　目		程　序	完　成	未完成		得　分
				未　做	错　误	
操作过程	过程	17. 处理用物				
		18. 洗手				
	★	19. 做好记录				
操作熟练程度		操作熟练、动作轻巧、有条不紊				
人文关怀		操作中注意与患者交流，关心患者				
结果		未做件数：　　错误件数：　　未通过加★件数：				
		总点评：				

　　备注：更换引流袋考试总分100分，分30件考点，其中加★考件5分，其余项为3分。加★考件未做扣5分，错误酌情扣分；其他考件未做扣3分，错误酌情扣分。

附件A8-3：胰十二指肠切除术后胰瘘处理考核表（表A8-2）

表A8-2　胰十二指肠切除术后胰瘘处理考核表

项　目	考核内容		分　值	存在问题	得　分
患者评估（25%）	1. 评估依据	高热、呼吸急促、恶心、呕吐、烦躁不安等	5		
		突发腹痛、腹胀，存在腹膜刺激征	5		
		引流液淀粉酶高于正常血清淀粉酶上限的3倍	5		
	2. 初步诊断：胰十二指肠术后胰瘘		5		
	3. 呼叫医生		5		
急救处理（30%）	1. 协助患者取低半卧位		5		
	2. 给予吸氧		5		
	3. 心电监护		5		
	4. 确认引流通畅：挤压引流管手法		5		
	5. 必要时更换引流袋		5		
	6. 确认有效医嘱：纠正水、电解质紊乱，肠外营养支持，预防感染等		5		

续表

项　目		考核内容	分　值	存在问题	得　分
判断与处理（30%）	病情稳定	1. 保持引流通畅，观察引流液量、色、性质	5		
		2. 定期检查引流液淀粉酶含量，及时汇报医师	5		
		3. 必要时进行胰肠吻合口造影，明确胰瘘是否好转	5		
	病情不稳定	1. 按照病情对症处理：如高热、腹痛、血压低等	5		
		2. 密切观察患者生命体征、意识、腹部体征变化，必要时做好术前准备	5		
		3. 观察引流液的色、性质、量，保持引流通畅	5		
整体评价（15%）	1. 抢救工作有条不紊，配合默契		5		
	2. 抢救记录及时，规范		5		
	3. 抢救过程体现人文关怀，保护患者隐私		5		
总计：100分				总分	

附件A8-4：胰瘘的诊断标准

胰瘘的诊断标准：

（1）参照国际胰瘘研究组（International Study Group of Pancreatic Fistula, ISGPF）（2016）的诊断与分级标准：术后时间≥3d，任何引流量，引流液淀粉酶浓度超过血浆淀粉酶水平上限的3倍。由于ISGPF胰瘘定义简单，使用方便，便于比较，也有利于指导临床诊断和治疗，目前被广泛应用。仅有引流液淀粉酶含量升高达到标准，而未影响临床治疗过程和预后，为生化漏（biochemical leak，BL），不属于术后胰瘘。

（2）胰瘘定性诊断方法：①引流液性质分析：通过腹腔引流液的外观可以初步判断胰瘘的性质。由胰腺实质渗漏引起的单纯性胰瘘，引流液肉眼观呈清亮液体，或呈乳白色、灰白色、棕褐色等混浊状，不含胆汁、肠液成分；对于与胰肠吻合失败相关的胰肠吻合口瘘，引流液呈黄绿色或棕黄色混浊状，内含消化液，引流液中胆红素含量高。②胰肠吻合口造影：为胰肠吻合术后早期胰瘘定性诊断最直接、最准确的方法。术后3～5d通过术中留置在胰肠吻合口空肠内的胃管或造瘘管注射碘剂进行吻合口造影，观察吻合口有无造影剂外漏。无外漏说明吻合口愈合良好，排除与胰肠吻合失败相关的胰肠吻合口瘘。③经引流管窦道造影：术后1个月以上，引流管周围窦道形成，可行引流管窦道造影，观察造影剂是否进入肠腔。如仅窦道、胰管显示，则为单纯性胰瘘；如肠腔直接显示，提示为与胰肠吻合失败相关的胰肠吻合口瘘。

‹ 09 ›

脾切除术后切口全层裂开情景案例考核

📇 病历资料

患者：女性，81岁，因"车祸致腹痛2h"由"120"急救车送至我院急诊科。急诊CT显示：左侧第3—9肋骨前段骨折并左侧液气胸，两肺下部挫伤，脾脏挫裂伤并脾脏下方血肿形成。急诊拟"失血性休克，脾破裂，多发肋骨骨折，肺挫伤"并收住入院。既往有高血压史15年、糖尿病史10年。无过敏史。

🛏️ 临床情景

入院时患者体温37.0℃，脉搏96次/min，呼吸约22次/min，血压89/50mmHg，左上腹压痛明显，伴反跳痛，轻度肌卫。急诊查血常规分类：白细胞计数 $14.6×10^9$/L，中性粒细胞百分比0.814，血红蛋白89g/L，血小板计数 $182×10^9$/L。当日在全麻下行"探腹、脾切除、左侧肋骨固定术"。术后第4天切口渗出大量淡血性液体，切口中间裂开，腹腔内容物流出体外。

考核重点

1. 腹壁切口全层裂开急救流程（附件 A9-1）。
2. 预防切口裂开方法：腹带包扎、有效咳嗽。

考核内容

考核点1 病情观察及判断。

该患者腹壁切口出现大量淡血性液体，切口中间裂开，腹腔内容物流出体外，判断该患者发生腹壁切口全层裂开。

考核点2 紧急处理。

立即安置患者于平卧位，用无菌纱布及弯盘保护突出的腹腔内容物，切忌直接回纳暴露的脏器。呼叫医师，按腹壁切口裂开急救流程处理。

考核点3 预防切口裂开的方法。

1. 腹带包扎（图9-1）：开腹手术后，由于翻身、活动、咳嗽等因素患者腹部压力增加，腹壁张力过大，引起伤口剧烈疼痛，严重时导致组织撕裂、缝线脱落，致使伤口裂开。文献报道，腹部手术后进行腹带包扎可减少作用于切口的外力，防止伤口裂开，减轻伤口疼痛，促进伤口愈合，增加患者舒适感和活动度。但在使用过程中应注意松紧度。过紧会引起患者不适且影响呼吸；过松则达不到保护切口的效果。应每日进行松解，观察伤口。

2. 腹部抱枕，有效咳嗽（图9-2）：患者取坐位，双脚着地，身体前倾，或取半卧位，双手环抱枕头。先进行数次深呼吸，再深吸一口气，屏气3～5s，进行2～3次短促有力的咳嗽。

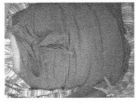

图9-1 腹带包扎

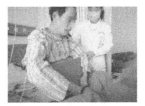

图9-2 腹部抱枕，有效咳嗽

░▪附件

附件A9-1：腹壁切口全层裂开急救流程（图A9-1）

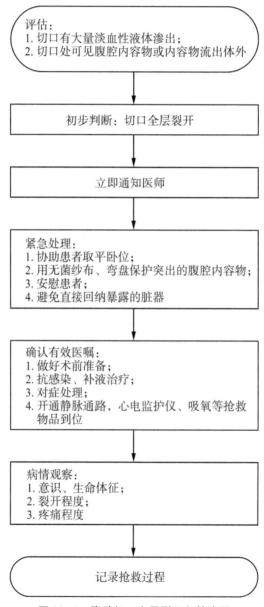

图A9-1 腹壁切口全层裂开急救流程

附件A9-2：腹壁切口全层裂开急救考核表（表A9-1）

表A9-1 腹壁切口全层裂开急救考核表

项　目	考核内容		分　值	存在问题	得分
患者评估（20%）	1. 评估依据	切口有大量淡血性液体渗出	5		
		切口处可见腹腔内容物或内容物流出体外	5		
	2. 初步诊断：腹壁切口全层裂开		5		
	3. 紧急呼叫医生		5		
急救处理（35%）	1. 协助患者取平卧位		5		
	2. 用无菌纱布、弯盘保护突出的腹腔内容物		5		
	3. 安慰患者，避免患者紧张恐惧		5		
	4. 避免直接回纳暴露的脏器		5		
	5. 做好术前准备		5		
	6. 开通静脉通路，进行抗感染、补液治疗		5		
	7. 心电监护仪、吸氧等抢救物品到位，对症处理		5		
病情观察（30%）	1. 意识、生命体征		6		
	2. 裂开程度		6		
	3. 疼痛程度		6		
	4. 观察切口渗出液的量、色变化		6		
	5. 注意患者保暖，保持舒适体位		6		
整体评价（15%）	1. 抢救工作有条不紊，配合默契		5		
	2. 抢救记录及时、规范		5		
	3. 抢救过程体现人文关怀，保护患者隐私		5		
总计：100分		总分			

附件A9-3：腹壁切口裂开知识点

急症手术后切口裂开为普外科最常见并发症之一。文献报道，其发生率为0.3%～6.0%，病死率约为25%，是导致外科手术失败、患者死亡的重要原因。多发生在腹部手术后4～10d。轻者部分切口裂开，重者切口完全裂开并伴有内脏脱出，甚至造成腹内脏器功能障碍或坏死，严重者危及生命。对手术切口裂开的预防，应重点放在切口感染控制和减少刺激腹内压增高的因素上。

〈 **10** 〉

胃十二指肠溃疡术后吻合口出血情景案例考核

病历资料

患者：女性，65岁，因腹胀不适2个月，突发上腹剧烈疼痛收住入院。入院后，急诊腹部平片显示：膈下游离气体。胃镜提示：胃十二指肠复合性溃疡。完善各项术前准备，在全麻下行"毕 I 式胃大部分切除术"。术后诊断为"急性腹膜炎、十二指肠溃疡伴穿孔、胃溃疡"。术后患者安返病房，留置有腹腔引流管，胃肠减压后见暗红色血性液体，生命体征及各项指数基本平稳。

临床情景

术后第1天，患者于17:05突感腹痛，气急，心跳加快，口渴。立即给予鼻导管吸氧5L/min，加快输液速度，5min后症状仍未缓解。患者面色苍白，意识模糊，表情淡漠，皮肤湿冷，大汗淋漓。双侧瞳孔等大、等圆，直径2.5mm，对光反射存在。血压下降，尿量减少。胃肠减压，吸出鲜红色血性液体约200ml。腹腔引流管引流出血性液体约100ml。体温36℃，心率135次/min，呼吸36次/min，血压82/51mmHg。急查血常规：血红蛋白70g/L，红细胞计数2.8×10^{12}/L。心电图（electrocardiograph, ECG）：窦性心动过速。

📋 考核重点

1. 低血容量性休克急救流程（附件A10-1）。
2. 中心静脉压（central venous pressure, CVP）监测（附件A10-2）。

🩸 考核内容

考核点1 病情观察及判断。

患者出现术后吻合口出血，低血容量性休克。

考核点2 紧急处理。

呼叫医生救援，按低血容量性休克急救流程处理。

考核点3 中心静脉压监测操作（方法见图10-1至图10-4）。

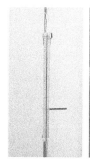 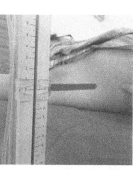 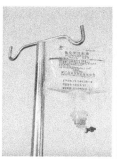 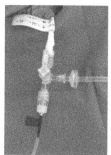

图10-1 安装测压尺　图10-2 "0"点刻度对准被测者腋中线　图10-3 测量液选择0.9%生理盐水　图10-4 正确连接三通阀与深静脉通路

▓▓ 附件

附件A10-1：低血容量性休克急救流程（图A10-1）

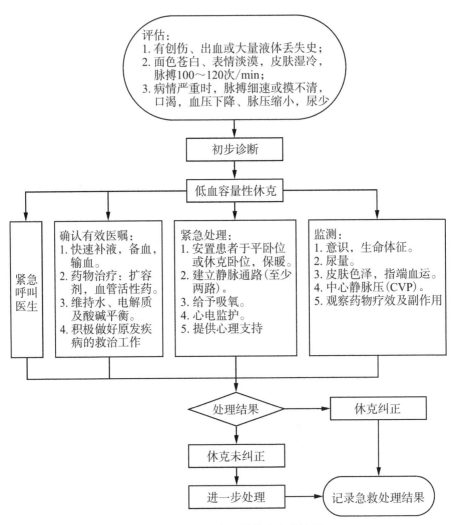

图 A10-1　低血容量性休克急救流程

附件A10-2：中心静脉压监测操作考核评分表（表A10-1）

表A10-1　中心静脉压监测操作考核评分表

项　目		程　序	完　成	未完成		分　数
				未　做	错　误	
仪表仪容		仪表端庄				
		语言温和				
		洗手（六步洗手法）				
		戴口罩				
用物准备	★	中心静脉测压管、0.9%生理盐水、输液器、无菌手套、消毒棉签、手消毒液				
安全性能检查		检查输液管路是否通畅				
		检查输液管路连接是否紧密				
操作	★	1. 协助患者取平卧位，测压管置于心房同一水平				
	★	2. 正确使用三通，调节零点后测压				
	★	3. 测压方法正确，准确测量CVP值，正常范围6～12cmH$_2$O(1cmH$_2$O＝0.098kPa)				
	★	4. 操作过程保持无菌，无气栓				
中心静脉压测定适应证		1. 当患者出现原因不明的急性循环衰减时，测定患者中心静脉压，借以鉴别是否血容量不足，抑或心功能不全				
		2. 当大手术或其他情况需要大量输血、补液时，测定患者中心静脉压，借以监测血容量的动态变化，防止发生循环负荷过重的危险				
		3. 当患者血压正常但少尿或无尿时，测定患者中心静脉压，借以鉴别少尿原因，明确为肾前性因素（缺水）抑或为肾性因素（肾功能衰竭）				
操作后处理	★	整理物品、床单位，洗手				
		记录				
操作熟练	★	动作轻巧、稳重、有条不紊				
结果		未做件数：　　　　　错误件数：				
		总点评：				

　　备注：中心静脉测压操作程序总分100分，分17件考点，其中加★考件10分，其余项为3分。考件未做全扣分；错误酌情扣分。

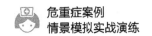
附件A10-3：低血容量性休克急救考核表（表A10-2）

表A10-2　低血容量性休克急救考核表

项目	考核内容		分　值	存在问题	得　分
患者评估（25%）	1. 评估依据	有创伤、出血或大量液体丢失史	5		
		面色苍白，表情淡漠，皮肤湿冷，脉搏100～120次/min	5		
		病情严重时，脉搏细速或摸不清，口渴，血压下降、脉压缩小，尿少	5		
	2. 初步诊断：低血容量性休克		5		
	3. 紧急呼叫医生		5		
急救处理（30%）	1. 协助患者取平卧位或休克卧位		5		
	2. 建立静脉通路（至少两路）		5		
	3. 给予吸氧		5		
	4. 心电监护		5		
	5. 保暖		5		
	6. 确认有效医嘱：快速补液，备血，输血，做好原发病救治工作等		5		
判断与处理（30%）	休克纠正	1. 观察病情变化，按照医嘱用药	5		
		2. 心理安慰	5		
	休克未纠正	1. 继续予以抗休克治疗	5		
		2. 积极做好原发病的救治工作，必要时做好术前准备	5		
		3. 持续监测患者生命体征，意识，尿量，皮肤黏膜，CVP，血常规，血气及生化等指标	5		
		4. 严密观察病情变化	5		
整体评价（15%）	1. 抢救工作有条不紊，配合默契		5		
	2. 抢救记录及时，规范		5		
	3. 抢救过程体现人文关怀，保护患者隐私		5		
总分：100分		总计			

附件A10-4：中心静脉压与血压监测的临床意义（表A10-3）

表A10-3 中心静脉压与血压监测的临床意义

中心静脉压	血 压	临床意义	处理建议
低	低	血容量严重不足	积极补液（扩容）
低	正常	血容量轻度不足	适当补液（扩容）
正常	高	血管收缩，循环阻力增加	适当应用扩血管药
正常	低	血容量相对不足	补液实验
高	低	血容量相对较多，心功能不全	限制输液，应用强心剂
高	正常	血容量正常，血管收缩强烈	适当选用血管扩张剂
高	高	水钠潴留，血管收缩强烈	控制输液

补液试验：取等渗盐水250ml，5～10min内经静脉注入，如血压升高而中心静脉压不变，表示血容量不足；如血压不变而中心静脉升高3～5cmH$_2$O，则表示心功能不全。

〈 **11** 〉

重症胰腺炎情景案例考核

病历资料

患者：女，37岁。入院2h前无饮酒、饮食不慎等诱因下出现持续性中上腹部锐痛，较剧烈，并向腰背部放射，处于弯腰屈膝体位时腹痛程度能稍减轻。恶心、呕吐，吐出草绿色胃内容物。腹软，上腹压痛存在，以左侧明显，无反跳痛及肌卫。意识清晰，脉搏99次/min，呼吸18次/min，血压103/73mmHg，体温37℃。腹部CT显示：胰腺肿胀伴周围间隙模糊。首先考虑急性胰腺炎。尿淀粉酶395U/L，血淀粉酶740U/L。

临床情景

入院后第2天，患者出现全腹胀痛不适，NRS评分5分，诉胸闷明显，伴恶心、呕吐。心电监护显示：心率140～155次/min，心律齐，呼吸22次/min，血压85/55mmHg，体温38.5℃。表情淡漠，全腹稍膨隆，压痛明显伴反跳痛。腹腔穿刺抽出血性渗出液。检测结果：血脂肪酶1563U/L，血淀粉酶1095U/L，尿淀粉酶2249U/L，门冬转氨酶113U/L，葡萄糖8.81mmol/L，肌酸激酶582U/L，超敏C反应蛋白39.87U/L，钾4.04mmol/L，钙1.78mmol/L。

血气分析示：pH 7.32，动脉氧分压（PaO$_2$）102mmHg，二氧化碳分压（PCO$_2$）23mmHg，HCO$_3^-$ 22.6mmol/L。

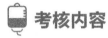

考核重点

1. 急腹症急救流程（附件A11-1）。
2. 微量注射泵（微泵）操作（附件A11-2）。

考核内容

考核点1 病情观察及判断。

该患者出现急性重症胰腺炎伴感染性休克。

考核点2 紧急处理。

立即呼叫医生，并按急腹症急救流程处理。

考核点3 微泵操作考核。

考核点4 生长抑素使用注意事项。

（1）生长抑素的血浆半衰期约为1～3min，需微泵24h维持，更换微泵注射液的时间不要超过2min，应提前备好药液，以确保用药连续性。

（2）不良反应：生长抑素可抑制胰高血糖素及胰岛素的分泌，引起暂时性的血糖下降。患者既可出现低血糖，又可出现高血糖。应注意定时监测血糖变化。

::附件

附件A11-1：急腹症急救流程（图A11-1）

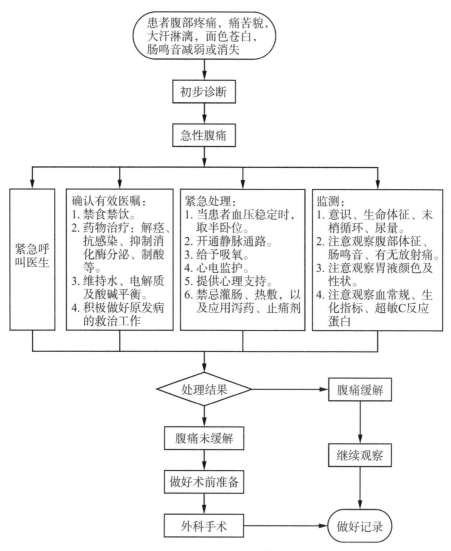

图A11-1 急腹症急救流程

附件A11-2：微泵操作考核评分表（表A11-1）

表A11-1 微泵操作考核评分表

项 目		程 序	完 成	未完成 未 做	错 误	得 分
仪态仪表		洗手				
		戴口罩				
操作前准备		用物准备及质量检查				
操作过程	准备	★ 核对患者身份				
		解释：应用微泵的原因				
		询问过敏史				
		询问大小便				
		协助患者取舒适体位				
		将微泵置于床旁桌上或固定于床栏上				
		插上电源				
		打开电源开关				
		戴手套				
	过程	将注射器与连接管连接，并排气至注射器乳头				
		将注射器置于微泵卡档内				
		★ 确认注射器已正确固定				
		设置输液速度				
		使用"快速"键再次排气				
		再次核对患者				
		将连接管与患者输液端连接				
		按"开始"键，开始推注药液				
		安置患者，整理床单位				
		关照患者注意使用安全				
		脱手套				
		洗手				
		记录微泵内药物的推注速度、时间并签全名				
		微泵推注过程中，注意观察输注情况				
		掌握常见报警的处理				

续表

项 目		程 序	完 成	未完成		得 分
				未 做	错 误	
操作过程	停用	药液输注完毕后按"停止"键，关机				
		戴手套				
		脱开注射器乳头端，连接输液，必要时拔针				
		安置患者，整理床单位				
		整理用物				
		脱手套、洗手				
		记录输注结束时间				
操作熟练程度		动作熟练、轻巧、稳重、有条不紊				
注意事项		用指腹按键				
		当需要调整各项数据时，应先按"暂停"键				
人文关怀		仪表端庄，操作中注意与患者交流，关心患者				
		延长管如连续使用24h，须更换				
结果		未做件数： 错误件数： 未通过加★件数：				
		总点评：				

备注：考试总分100分，分39件考点，其中加★考件5分，其余项为2.5分。加★考件未做扣5分，错误扣3分；其他考件未做扣2.5分，错误酌情扣分。

附件A11-3：急腹症急救考核表（表A11-2）

表A11-2　急腹症急救考核表

项 目		考核内容	分 值	存在问题	得 分
患者评估（25%）	1. 评估依据	患者腹部疼痛剧烈，肠鸣音减弱或消失	5		
		痛苦貌，大汗淋漓，面色苍白	5		
		胃肠道症状：恶心、呕吐	5		
	2. 初步诊断：急腹症		5		
	3. 紧急呼叫医生		5		

续表

项　目	考核内容		分　值	存在问题	得　分
急救 处理 （30%）	1. 当患者血压稳定时，取半卧位，禁食禁饮、胃肠减压		5		
	2. 药物治疗：解痉、抗感染、抑制消化酶分泌、制酸等，维持水、电解质及酸碱平衡		5		
	3. 心电监护，给予吸氧，保持患者呼吸道通畅		5		
	4. 积极做好原发病的救治工作		5		
	5. 做好心理安慰		5		
	6. 禁忌灌肠、热敷，以及应用泻药、止痛剂		5		
判断与 处理 （30%）	症状缓解	1. 意识、生命体征、末梢循环、尿量	5		
		2. 注意观察腹部体征、肠鸣音、有无放射痛	5		
		3. 注意观察胃液颜色及性状	5		
		4. 注意观察血常规、生化指标、超敏C反应蛋白	5		
	症状未缓解	1. 按照医嘱进一步处理	5		
		2. 做好术前准备，准备手术治疗	5		
整体 评价 （15%）	1. 抢救工作有条不紊，配合默契		5		
	2. 抢救记录及时、真实、客观		5		
	3. 抢救过程体现人文关怀，保护患者隐私		5		
总计：100分		总分：			

⟨ 12 ⟩

骨筋膜室综合征情景案例考核

🗒 病历资料

患者：男性，50岁，因车祸致"右胫骨平台粉碎性骨折"于2017年5月15日23：40急诊入院。入院后即出现右小腿疼痛伴右膝关节活动障碍。右小腿逐渐肿胀，内侧可见大片皮肤淤紫。右膝关节远端5cm以下感觉减退。右下肢趾端皮温低，活动差。右足背动脉及胫后动脉搏动微弱。患者既往体健，入院后完善各项检查，生命体征及各项指数基本平稳。

🏥 临床情景

入院后第2天，患者于5月16日9：00诉右下肢持续性疼痛伴被动牵拉痛明显。查体时发现右下肢足背动脉及胫后动脉搏动消失，右膝部及右小腿活动障碍伴肿胀明显，右膝关节远端5cm以下感觉明显减退。急查右下肢动脉CTA，结果显示：右侧腘动脉、胫腓干血管节段性未显影，考虑动脉闭塞可能。体温37.8℃，脉搏105次/min，呼吸19次/min，血压105/65mmHg。急查血常规，结果显示：白细胞计数17.7×10^9/L、中性粒细胞百分比0.92，D-二聚体4261mg/ml，红细胞沉降率38mm/h。尿常规结果显示：红细胞25个/ul，潜血（＋），尿蛋白（阴性）。

考核重点

1. 骨筋膜室综合征急救流程（附件A12-1）。
2. 足背、胫后动脉检测方法。

考核内容

考核点1 病情观察及判断。

该患者发生了骨筋膜室综合征。

考核点2 紧急处理。

立即呼叫医师，按骨筋膜室综合征急救流程处理。

考核点3 足背、胫后动脉检测。

（1）足背动脉搏动检测（图12-1）：以食指及中指的指腹触及内、外踝中点至第一跖骨间隙近端，可触及足背动脉搏动。

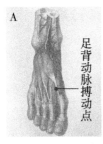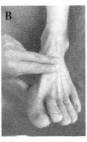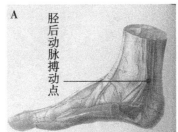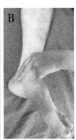

图12-1 足背动脉检测方法　　　图12-2 胫后动脉检测方法

（2）胫后动脉搏动检测（图12-2）：以食指及中指的指腹触及跟腱与内踝之间的中点，可触知胫后动脉的搏动。

▓▓附件

附件A12-1：骨筋膜室综合征急救流程（图A12-1）

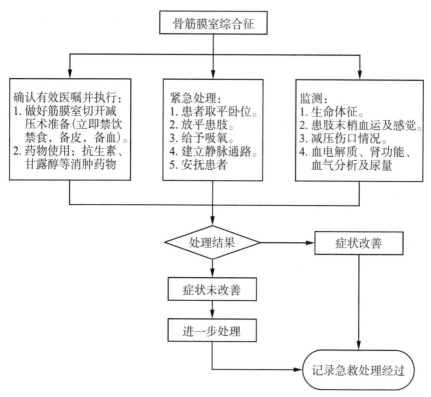

图A12-1 骨筋膜室综合征急救流程

附件A12-2：骨筋膜室综合征急救考核表（表A12-1）

表A12-1　骨筋膜室综合征急救考核表

项　　目	考核内容		分　值	存在问题	得　分
患者评估（15%）	1. 评估依据	进行性疼痛	3		
		肿胀、压痛及肌肉被动牵拉痛	3		
		活动障碍	3		
		足背动脉及胫后动脉减弱或消失	3		
	2. 初步诊断：骨筋膜室综合征		3		
	3. 紧急呼叫医生		3		
急救处理（40%）	1. 患者取平卧位		5		
	2. 放平患肢		5		
	3. 给予吸氧		5		
	4. 建立静脉通路		5		
	5. 确认有效医嘱	做好筋膜室切开减压术准备（立即禁饮禁食，备皮，备血）	7		
		药物使用：抗生素、甘露醇等消肿药物	10		
判断与处理（30%）	症状改善	1. 继续监测患者生命体征变化，患肢肿胀、疼痛情况	5		
		2. 观察末梢血运及感觉情况	5		
		3. 观察减压创口情况	5		
	症状未改善	1. 按照医嘱继续用药，观察药物疗效及副作用	5		
		2. 观察5P征（疼痛，苍白，感觉异常，麻痹，无脉）	5		
		3. 监测指标：血电解质，肾功能及血气分析	5		
整体评价（15%）	1. 抢救工作有条不紊，配合默契		5		
	2. 记录抢救经过		5		
	3. 抢救过程体现人文关怀，保护患者隐私		5		
总分：100分				合计	

第二部分　内科篇

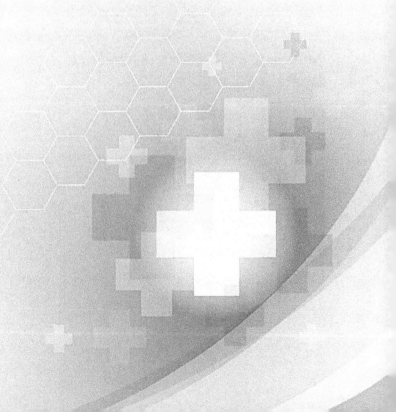

⟨ 13 ⟩

哮喘持续状态急救情景案例考核

📋 病历资料

患者：女性，42岁，反复发作胸闷、气喘20多年，因复发伴呼吸困难1d入院。患者20年前被诊断为支气管哮喘，按时定量吸入布地奈德-福莫特罗粉吸入剂（2次/d，每次1吸）。近期胸闷气促反复出现，夜间更为明显，有憋醒现象，自行加用布地奈德-福莫特罗粉吸入剂，症状稍缓解。1d前症状加重，吸入布地奈德-福莫特罗粉吸入剂后未明显缓解，遂来我院就诊，收治于呼吸内科。

🛏️ 临床情景

入科时患者神志清，大汗淋漓，说话不能成句，前弓体位，呼吸困难明显，呼吸急促，口唇轻度发绀，体温36.9℃，脉搏123次/min，呼吸32次/min，血压145/89mmHg，血氧饱和度（SpO₂）88％。听诊双肺布满哮鸣音。

考核重点

1. 哮喘持续状态急救流程（附件A13-1）。
2. 氧气雾化吸入操作（附件A13-2）。

考核内容

考核点1 病情评估及判断。

该患者发生哮喘持续状态。评估依据：

（1）极度严重的呼吸困难，呼吸＞30次/min；

（2）表情痛苦，大汗淋漓；

（3）呼气时双肺布满哮鸣音；

（4）常规治疗24h，病情未缓解。

考核点2 紧急处理。

立即呼叫医生，按哮喘持续状态急救流程处理。

考核点3 病情观察重点。

（1）生命体征及意识，痰色、量及性质。

（2）呼吸频率、节律、深浅度。

（3）血气分析，肺部体征，血氧饱和度。

考核点4 氧气雾化吸入操作（氧化雾化吸入装置见图13-1、图13-2）。

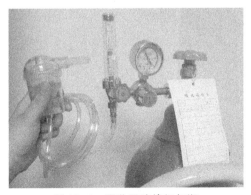
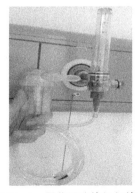

图13-1 雾化器连接氧气瓶　　图13-2 雾化器连接氧气接口

▓▓附件

附件A13-1：哮喘持续状态急救流程（图A13-1）

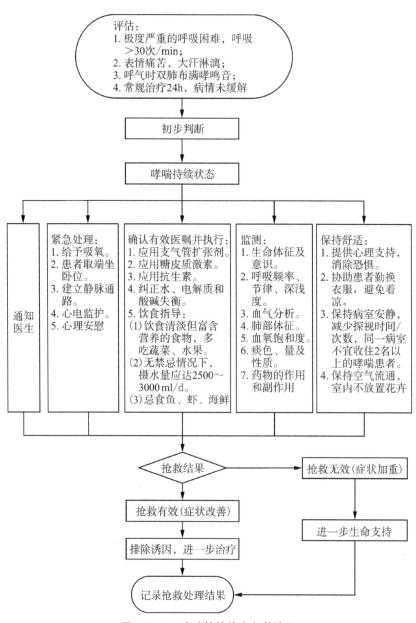

图A13-1　哮喘持续状态急救流程

附件A13-2：氧气雾化吸入操作考核评分表（表A13-1）

表A13-1　氧气雾化吸入操作考核评分表

项　目		程　序	完　成	未完成		得　分
				未　做	错　误	
自身准备		仪表端庄				
		六步洗手法洗手				
		戴口罩				
操作前准备		用物准备及质量检查				
		患者准备：核对身份				
		向患者或家属解释目的及配合内容				
		环境准备：清洁、安全、无火源				
操作步骤		评估患者呼吸音				
	★	教患者深呼吸和有效咳嗽、咳痰方法				
		安置患者体位：取合适的半坐卧位或坐位				
		关氧气表开关				
		将氧气表插入壁式吸氧孔				
		装"圣诞树"				
		将雾化器的接气口和"圣诞树"连接				
		放入雾化药物				
		将氧流量调至4～8L/min				
	★	让患者将吸嘴放入口中，紧闭嘴唇深吸气，用鼻呼气				
	★	观察				
		治疗毕，停氧				
		安置患者，协助漱口、擦净鼻面部、取舒适体位				
	★	再次评估				
		用物处置				
		六步洗手法洗手				
		记录				
		关流量开关				
		拆湿化瓶				

续表

项 目		程 序	完 成	未完成		得 分
				未 做	错 误	
操作步骤		卸氧气表				
		安置患者				
		用物处置				
		六步洗手法洗手				
注意事项		应垂直拿雾化器				
		禁止在雾化吸入患者边上吸烟或燃明火				
		要求患者在雾化吸入前半小时尽量不进食，避免雾化吸入过程中气雾刺激，引起呕吐				
		每次雾化完后要协助患者喝水或者漱口，防止口腔黏膜二重感染				
操作熟练程度		动作轻巧、稳重、有条不紊				
人文关怀		操作中注意与患者交流，关心患者				
结果		未做件数：　　错误件数：　　未通过加★件数：				
		总点评：				

备注：雾化吸入操作考试总分100分，36件考点，其中加★考件5分，其余项2.5分。加★考件未做扣5分；其他考件未做扣2.5分，错误均酌情扣分。

附件A13-3：哮喘持续状态急救考核表（表A13-2）

表A13-2　哮喘持续状态急救考核表

项 目	考核内容		分 值	存在问题	得 分
患者评估（25%）	1. 评估依据	极度严重的呼气性呼吸困难，呼吸＞30次/min	5		
		表情痛苦，大汗淋漓、呼气时双肺布满哮鸣音	5		
		常规治疗24h，病情未缓解	5		
	2. 初步诊断：哮喘持续状态		5		
	3. 紧急呼叫医生		5		

续表

项　目	考核内容		分　值	存在问题	得　分
急救处理（35%）	1. 给予吸氧		5		
	2. 协助患者取端坐卧位		5		
	3. 建立静脉通路，心电监护		5		
	4. 确认有效医嘱	支气管扩张剂：如硫酸特布他林5mg＋异丙托溴铵0.5mg＋布地奈德3mg，雾化吸入，多索茶碱0.2g加入输液中静滴	5		
		糖皮质激素：如甲基强龙80mg静脉注射	5		
		应用抗生素，补液以纠正水、电解质和酸碱失衡	5		
		饮食指导：饮食清淡、富含营养的食物，多吃蔬菜水果，忌食鱼、虾、海鲜，无禁忌的情况下，摄水量应达2500～3000ml/d	5		
判断与处理（25%）	症状改善	1. 继续监测：①生命体征、意识、血氧饱和度；②呼吸频率、节律、深浅度，肺部体征，血气分析	5		
		2. 观察：①痰色、量及性质；②药物的作用和副作用	5		
		3. 保持患者舒适感：提供心理支持；协助勤换衣服、避免着凉；保持病室安静，减少探视次数/时间；保持空气流通，室内不放置花卉	5		
	症状未改善	1. 按医嘱继续用药，监测病情变化	5		
		2. 必要时使用呼吸机辅助呼吸	5		
整体评价（15%）	1. 抢救工作有条不紊，配合默契		5		
	2. 抢救记录及时、真实、客观		5		
	3. 抢救过程体现人文关怀，保护患者隐私		5		
总分：100分				总计	

〈 14 〉

急性呼吸窘迫综合征情景案例考核

📋 病历资料

患者：男性，31岁，因"咳嗽、咳痰伴发热8d，伴气促4d"收住入院。外院查胸部CT，结果显示：两肺炎症，部分叶实变，两侧胸腔积液，血常规：白细胞计数（WBC）7.2×10^9/L，中性粒细胞比例（N%）93.7%，血红蛋白（Hb）173g/L，血小板计数（PLT）195×10^9/L。降钙素元（PCT）97.89ng/ml。甲型流感病毒抗原：阴性。诊断为"重症肺炎，Ⅰ型呼吸衰竭"。入院时，查血气分析，结果显示：pH 7.51，PCO_2 40mmHg，PO_2 73mmHg，钠141mmol/L，钾3.9mmol/L，血氧饱和度（SpO_2）96%。体温39.6℃。入院后，完善各项辅助检查，予以Ⅰ级护理，鼻导管吸氧3L/min，心电监护，通告病危，予抗感染、化痰、营养、护胃等治疗。今鼻导管吸氧3L/min，血氧饱和度85%，予改用无创通气吸氧，氧饱和度为95%。目前情况：咳嗽、咳痰，痰多、易咳出，发热，伴胸闷气促，无创通气吸氧，氧饱和度95%，但患者仍呼吸急促。

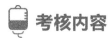 **临床情景**

入院后第3天，患者呼吸急促加重；端坐卧位时，鼻翼扇动明显；感到烦躁焦虑。心电监护显示：心率122次/min，呼吸38次/min，氧饱和度下降至85%。体温38.5℃。听诊发现：双肺呼吸音粗，两肺可闻及明显干湿啰音。按医嘱改用无创呼吸机，PC BIPAP模式，吸气压力（Pinsp）为18cmH₂O，呼气末正压通气（PEEP）为6cmH₂O，吸入气中的氧浓度分数（FiO₂）为50%。30min后在无创浓度50%下进行"血气分析+电解质分析"，结果显示：pH 7.43，PCO₂ 32mmHg，PO₂ 58mmHg，钠138mmol/L，钾3.3mmol/L，SpO₂ 82%。

考核重点

1. 急性呼吸窘迫综合征急救流程（附件A14-1）。
2. 动脉血气标本采集（附件A14-2）。

考核内容

考核点1 病情观察及判断。

该患者发生Ⅰ型呼吸衰竭、急性呼吸窘迫综合征。评估依据：

（1）大多数发生在原发病后12~72h；

（2）呼吸增快，浅表，频率>35次/min。

（3）两肺散在干湿啰音，PaO₂<60mmHg、PaCO₂<35mmHg。

（4）出现鼻翼扇动、三凹征，伴烦躁、焦虑、出汗等。

考核点2 紧急处理。

立即呼叫医生，按急性呼吸窘迫综合征急救流程处理。

考核点3 动脉血气标本采集。

▓▓附件

附件A14-1：急性呼吸窘迫综合征急救流程（图A14-1）

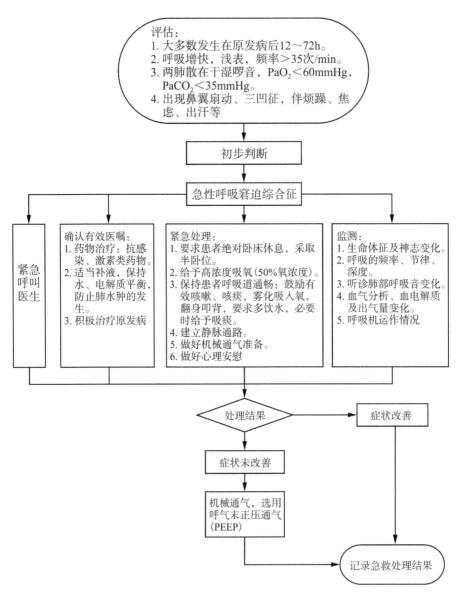

评估：
1. 大多数发生在原发病后12～72h。
2. 呼吸增快，浅表，频率>35次/min。
3. 两肺散在干湿啰音，PaO₂<60mmHg，PaCO₂<35mmHg。
4. 出现鼻翼扇动、三凹征，伴烦躁、焦虑、出汗等

初步判断

急性呼吸窘迫综合征

紧急呼叫医生

确认有效医嘱：
1. 药物治疗：抗感染、激素类药物。
2. 适当补液，保持水、电解质平衡，防止肺水肿的发生。
3. 积极治疗原发病

紧急处理：
1. 要求患者绝对卧床休息，采取半卧位。
2. 给予高浓度吸氧（50%氧浓度）。
3. 保持患者呼吸道通畅：鼓励有效咳嗽、咳痰，雾化吸入氧，翻身叩背，要求多饮水，必要时给予吸痰。
4. 建立静脉通路。
5. 做好机械通气准备。
6. 做好心理安慰

监测：
1. 生命体征及神志变化。
2. 呼吸的频率、节律、深度。
3. 听诊肺部呼吸音变化。
4. 血气分析、血电解质及出气量变化。
5. 呼吸机运作情况

处理结果

症状改善

症状未改善

机械通气，选用呼气末正压通气（PEEP）

记录急救处理结果

图A14-1　急性呼吸窘迫综合征急救流程

附件A14-2：动脉血气标本采集操作考核评分表（表A14-1）

表A14-1　动脉血气标本采集操作考核评分表

项　目		程　序	完　成	未完成		得　分
				未　做	错　误	
自身准备		仪表端庄				
		洗手				
		戴口罩				
操作前准备		用物准备及质量检查：一次性使用动脉采血器（或管壁含稀肝素的2ml注射器）、治疗盘、橡皮塞				
		核对患者姓名、出生年月，使用掌上电脑（PDA）扫描以再次核对身份，确认医嘱				
		解释				
		安置患者于合适体位				
		选择合适的动脉，暴露穿刺点				
操作步骤		戴手套				
		打开包装，取出一次性使用动脉采血器，来回推动针杆3～4次，混匀针筒内的稀肝素				
		消毒患者皮肤				
		消毒操作者自身手指				
		定位				
	★	进行动脉穿刺，采血1.6ml				
	★	将针头斜面刺入橡皮塞，拔针后排尽空气。如是动脉采血针，应再拧好针座帽				
		按压穿刺点				
		轻轻转动注射器，使血液与肝素液充分混匀				
		再次核对，交代注意事项				
		测量患者体温				
		立即送检标本				

续表

项　目	程　序	完　成	未完成		得　分
			未　做	错　误	
操作步骤	整理用物及床单位，协助患者取舒适体位				
	脱手套				
	洗手				
	观察患者有无并发症及记录				
操作熟练	动作轻巧、熟练、有条不紊				
人文关怀	操作中体现人文关怀				
结果	未做件数：　　　　　　　　　错误件数：				
	总点评：				

　　备注：本考试总分100分，分26件考点，其中加★考件7分，其余考件为3.5分。加★考件未做扣7分，错误扣4分；其他考件未做扣3.5分，错误酌情扣分。

附件A14-3：急性呼吸窘迫综合征急救考核表（表A14-2）

表A14-2　急性呼吸窘迫综合征急救考核表

项　目	考核内容		分　值	存在问题	得　分
患者评估（25%）	1. 评估依据	大多数发生在原发病后12～72h；呼吸增快，浅表，频率>35次/min	5		
		$PaO_2<60mmHg$，$PaCO_2<35mmHg$，两肺散在干湿啰音	5		
		出现鼻翼扇动、三凹征，伴烦躁、焦虑、出汗等	5		
	2. 初步诊断：急性呼吸窘迫综合征		5		
	3. 紧急呼叫医生		5		
急救处理（30%）	1. 要求患者绝对卧床休息，采取半卧位		6		
	2. 保持患者呼吸道通畅，必要时给予吸痰		6		
	3. 建立静脉通路，给予高浓度吸氧（50%）		6		
	4. 做好机械通气准备		6		

项　目	考核内容		分　值	存在问题	得　分
判断与处理（30%）	5. 确认有效医嘱：抗感染、激素类药物治疗；适当补液，保持水、电解质平衡，防止肺水肿的发生；积极治疗原发病		6		
	症状缓解	1. 监测生命体征及神志变化	5		
		2. 观察呼吸的频率、节律、深度；听诊肺部呼吸音变化	5		
		3. 监测血气分析、血电解质变化	5		
	症状未缓解	1. 使用呼吸机辅助呼吸	5		
		2. 观察呼吸机运作情况	5		
		3. 监测生命体征、血气分析、血电解质、出入量等变化	5		
整体评价（15%）	1. 抢救工作有条不紊，配合默契		5		
	2. 抢救记录及时、真实、客观		5		
	3. 抢救过程体现人文关怀，保护患者隐私		5		
总分：100分				总计	

15

急性肺水肿情景案例考核

📋 病历资料

　　患者：女性，64岁，3年前因"晕厥1次"于外院诊治，心脏彩超提示"心脏瓣膜病"，具体不详，当时无明显胸闷气促。半年前活动后出现胸闷气促，伴头晕、心悸、耳鸣，持续时间不详，多于行走或上楼时出现，休息后可缓解。双下肢水肿，端坐呼吸，夜间不能平卧，当时未予重视，未就诊。半月前患者在无明显诱因的情况下，上述症状加重，轻微活动后即出现胸闷气促，伴双下肢轻度水肿。门诊，心脏彩超显示：主动脉瓣重度狭窄及中度关闭不全，二尖瓣中度关闭不全，肺动脉高压。拟"心脏瓣膜病，心功能不全"收住入院。入院时患者意识清晰，脉搏88次/min，呼吸18次/min，血压135/75mmHg，体温37.4℃，血氧饱和度96％。自主体位，双下肢轻度凹陷性水肿，主动脉瓣听诊区闻及Ⅲ级收缩期杂音。入院后完善检查，进行吸氧、强心、利尿等对症治疗。

🏥 临床情景

　　入院第2天，患者在输液过程中突然出现呼吸困难，频率加快，约32

次/min，咳嗽、咳痰，咳出粉红色泡沫痰，表情痛苦，大汗淋漓。血压167/89mmHg，脉搏111次/min，呼吸30次/min，血氧饱和度88%。肺部听诊：布满哮鸣音和湿啰音。

考核重点

1. 急性肺水肿急救流程（附件A15-1）。
2. 文丘里（Venturi）氧气面罩给氧操作（附件A15-2）。

考核内容

考核点1 病情观察及判断。

该患者在输液过程中发生急性肺水肿，评估依据：

（1）严重呼吸困难，呼吸30～40次/min。

（2）频繁咳嗽，咳粉红色泡沫痰。

（3）强迫坐位，面色灰白，口唇发绀，大汗，烦躁。

（4）肺部布满湿啰音和哮鸣音，心率快，心律不齐。

考核点2 紧急处理。

立即停止输液，呼叫医生，按急性肺水肿急救流程处理。

考核点3 文丘里氧气面罩给氧操作（按图15-1所示选择氧浓度；氧气流量与总流量关系见图15-2）。

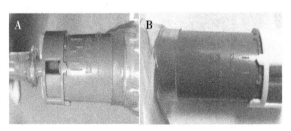
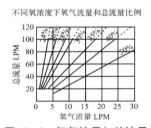

图15-1 选择氧浓度

图15-2 氧气流量与总流量对应表

附件

附件A15-1：急性肺水肿急救流程（图A15-1）

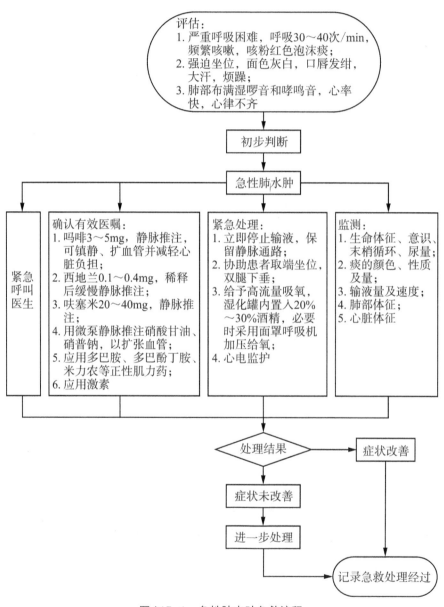

图A15-1　急性肺水肿急救流程

附件A15-2：文丘里（Venturi）氧气面罩给氧操作考核评分表（表A15-1）

表A15-1 文丘里氧气面罩给氧操作考核评分表

项 目		程 序	完 成	未完成		得 分
				未 做	错 误	
自身准备		仪表端庄				
		洗手				
		戴口罩				
操作前准备		用物准备及质量检查				
操作步骤		核对患者身份				
		解释用氧目的				
		安置患者体位：半坐卧位，或斜坡卧位，或舒适卧位				
		关氧气表开关				
		将氧气表插入壁式吸氧孔				
		将"圣诞树"旋转至氧气表底端				
	★	按医嘱选择安装白色或绿色氧浓度调节器				
		将氧气管连接"圣诞树"及Venturi氧气面罩浓度调节器尾端				
		打开氧气表开关，调节氧流量				
		用面罩扣住患者口鼻，将松紧带绕过患者头部，搁置在耳朵上方				
		调节松紧带				
		调节面罩上的铝夹				
		记录用氧开始时间、氧流量，签全名				
		安置患者				
	★	解释用氧注意事项				
		用物处置				
		洗手				
停用吸氧		洗手				
		向患者说明停氧理由				

续表

项 目		程 序	完 成	未完成		得 分
				未 做	错 误	
停用吸氧		调节松紧带，取下面罩				
		记录停氧时间，签全名				
		关流量开关				
		卸氧气表				
		安置患者				
		用物处置				
		洗手				
注意事项	★	观察患者缺氧状况有无改善				
		确认氧气装置是否漏气，是否通畅				
		确保面罩与面部贴合良好				
		确认流量是否正确（流量表内锥形浮标上端或圆形浮标中线平面所指的刻度）				
操作熟练程度		动作轻巧、稳重、有条不紊				
人文关怀		操作中注意与患者交流，关心患者				
结果		未做件数：　　错误件数：　　未通过加★件数：				
		总点评：				

备注：

1. 氧浓度与氧流量对应关系（表A15-2）

表A15-2　氧浓度与氧流量对应关系

绿色调节器		白色调节器	
氧浓度	氧流量	氧浓度	氧流量
24％，26％	3L/min	35％	9L/min
28％，30％	3L/min	40％	12L/min
		50％	15L/min

2. Venturi氧气面罩吸氧操作考试总分100分，分36件考点，其中加★考件5分，其余项2.5分。加★考件未做或错误扣5分；其他考件未做扣2.5分，错误均酌情扣分。总分低于90分为不合格。

附件A15-3：急性肺水肿急救考核表（表A15-3）

表A15-3　急性肺水肿急救考核表

项　目	考核内容		分　值	存在问题	得　分
患者评估（25%）	1. 评估依据	严重呼吸困难，呼吸30～40次/min	3		
		频繁咳嗽，咳粉红色泡沫痰	3		
		强迫坐位，面色灰白，口唇发绀，大汗，烦躁	3		
		肺部满布湿啰音和哮鸣音	3		
		心率加快，心律不齐	3		
	2. 初步诊断：急性肺水肿		5		
	3. 紧急呼叫医生		5		
急救处理（30%）	1. 立即停止输液，保留静脉通路		5		
	2. 协助患者取端坐卧位，双腿下垂		5		
	3. 给予高流量吸氧，湿化瓶内置入20%～30%酒精，必要时采用面罩吸氧		5		
	4.心电监护		5		
	5. 确认医嘱	强心：西地兰0.1～0.4mg，稀释后缓慢静脉推注	2		
		利尿：呋塞米（速尿）针20～40mg，静脉推注	2		
		血管扩张：硝酸甘油、硝普钠，微泵静脉推注	2		
		正性肌力药：多巴胺、多巴酚丁胺	2		
		镇静：吗啡3～5mg，静脉推注	2		
判断与处理（30%）	症状改善	1. 监测生命体征、意识、末梢循环、尿量	5		
		2. 观察痰的颜色、性质及量	5		
		3. 控制输液量及速度	5		
		4. 注意肺部体征及心脏体征	5		
	症状未改善	1. 观察病情变化，按医嘱继续用药，观察药物疗效	5		
		2. 稳定患者情绪，做好使用呼吸机准备	5		
整体评价（15%）	1. 抢救工作有条不紊，配合默契		5		
	2. 抢救记录及时、规范		5		
	3. 抢救过程体现人文关怀，保护患者隐私		5		
总分：100分				总计	

〈 16 〉

急性肺梗死情景案例考核

病历资料

患者：男性，68岁，因"左侧髋臼骨折"于2017年2月21日16:37急诊入院。入院后完善各项检查，行骨牵引治疗。患者既往有糖尿病及高血压病史，生命体征及各项指数基本平稳。

临床情景

患者于2月24日7:05突感胸痛、气急。立即给予双鼻导管吸氧5L/min，7:20患者症状仍未缓解，出现神志模糊，极度烦躁，面色苍白及口唇发绀。查体：双侧瞳孔等大、等圆，直径2.5mm，对光反射存在。体温36℃，脉搏123次/min，呼吸36次/min，血压78/51mmHg，SpO_2 77%，肺部可闻及哮鸣音和细湿啰音。急查血常规：白细胞计数$25.47×10^9$/L、中性粒细胞比例81.5%，D-二聚体22.3mg/ml。血气分析：pH 7.18，$PaCO_2$ 26mmHg，PaO_2 51mmHg。ECG示：窦性心动过速、完全性右束支传导阻滞、ST-T改变。

📋 考核重点

1. 急性肺梗死急救流程（附件A16-1）。
2. 呼吸球囊辅助呼吸技术操作（附件A16-2）。

🩸 考核内容

考核点1 病情观察及判断。

该患者骨折以后突感胸痛、气急，继而出现神志模糊、极度烦躁、呼吸急促、血压下降等，初步判断发生急性肺梗死。

肺梗死判断依据：

（1）突然出现面色苍白，口唇发绀，大汗淋漓。

（2）血压下降，脉率增快，晕厥，呼吸频速，胸痛。

（3）肺部可闻及哮鸣音及细湿啰音，伴颈静脉怒张，肝大，压痛。

（4）肺梗死三联征：呼吸困难，咯血，胸痛。

考核点2 紧急处理。

立即呼叫医生，按肺梗死急救流程抢救。

考核点3 呼吸球囊辅助呼吸技术操作（方法见图16-1、图16-2）。

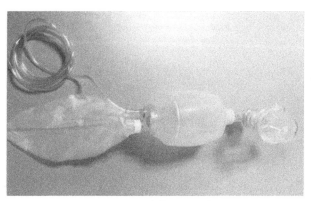

图16-1 连接呼吸球囊

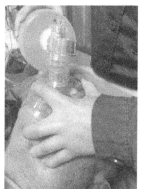

图16-2 C—E手法扣住面罩

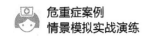

考核点4 血气分析解读。

该患者的血气分析报告显示：pH 7.1，PaCO$_2$ 66mmHg，PaO$_2$ 42mmHg，HCO$_3^-$ 18.1mmol/L。

根据血气分析指标，初步判断该患者为代谢性合并呼吸性酸中毒（常见血气分析快速判定表见附件A16-4）。

附件

附件A16-1：急性肺梗死急救流程（图A16-1）

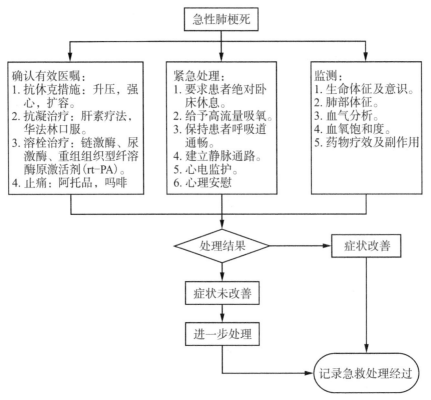

图A16-1　急性肺梗死急救流程

附件A16-2：呼吸球囊辅助呼吸技术操作考核评分表（表A16-1）

表A16-1　呼吸球囊辅助呼吸技术操作考核评分表

项　目		程　序	完　成	未做	错　误	得　分
自身准备		洗手				
		戴口罩				
操作前准备（质量检查）		球体：弹性				
		进气阀：密闭性				
		单向阀：呼吸瓣膜				
		压力限制阀				
		储气袋、氧安全阀检测				
		面罩：充盈度适当，约2/3				
操作过程		组装呼吸球囊				
	★	连接氧气（氧流量>10L/min）				
		操作者站立位置合理				
	★	开放气道				
	★	C—E手法固定面罩				
	★	挤压球囊频率（10～12次/min）				
	★	挤压潮气量（500～600ml）				
		挤压吸气相超过1s				
		评估患者情况				
注意事项		专人负责定期检查呼吸球囊，确保其处于完好备用状态				
操作熟练程度		动作熟练、有条不紊				
人文关怀		操作中体现人文关怀				
结果		未做件数：　　错误件数：　　未通过加★件数：				
		总点评：				

备注：本考试总分100分，分20件考点。其中，加★考件5件，8分/件，错误扣4分；未加★考件15件，4分/考件，未做扣4分，错误扣2分。

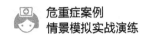
附件A16-3：急性肺梗死急救考核表（表A16-2）

表A16-2 急性肺梗死急救考核表

项 目	考核内容		分 值	存在问题	得 分
患者评估（15%）	1. 评估依据	肺梗死三联征（呼吸困难，咯血，胸痛）	3		
		突然出现面色苍白，口唇发绀，大汗淋漓	3		
		肺部可闻及哮鸣音及细湿啰音，伴颈静脉怒张，肝大，压痛	3		
	2. 初步诊断：急性肺梗死		3		
	3. 紧急呼叫医生		3		
急救处理（40%）	1. 要求患者绝对卧床休息		5		
	2. 给予患者高流量吸氧		5		
	3. 建立静脉通路		5		
	4. 心电监护		5		
	5. 确认有效医嘱	抗休克措施：升压，强心，扩容	5		
		抗凝治疗：肝素疗法，华法林口服	5		
		溶栓疗法：链激酶、尿激酶、重组组织型纤溶酶原激活剂（rt-PA）	5		
		解痉、止痛：氨茶碱、阿托品、吗啡、罂粟碱	5		
判断与处理（30%）	症状改善	1. 保持病房安静，减少探视次数/时间，让患者充分休息	5		
		2. 做好保暖措施，预防患者受凉；保持患者大便通畅	5		
		3. 重视患者的主观感受	5		
	症状未改善	1. 按照医嘱继续用药，观察药物疗效及副作用	5		
		2. 病情观察，做好术前准备	5		
		3. 监测指标：肺部体征，SaO_2，血气分析	5		
整体评价（15%）	1. 抢救工作有条不紊，配合默契		5		
	2. 记录抢救经过		5		
	3. 抢救过程体现人文关怀，保护患者隐私		5		
总分：100分				总计	

附件A16-4：常见血气分析快速判定表（表A16-3）

表A16-3 常见血气分析快速判定表

类型	pH	HCO₃⁻	PaCO₂
代谢性酸中毒	↓	↓↓	↓
代谢性碱中毒	↑	↑↑	↑
呼吸性酸中毒	↓	↑	↑↑
呼吸性碱中毒	↑	↓	↓↓
呼酸＋代酸	↓↓	↔	↔
呼碱＋代碱	↑↑	↔	↔
呼酸＋代碱	↔	↑↑	↑↑
呼碱＋代酸	↔	↓↓	↓↓

注：↑表示增高；↑↑表示明显增高；↓表示降低；↓↓表示明显降低；↔表示不定。

〈 17 〉

急性心肌梗死情景案例考核

病历资料

患者：男性，39岁，因"胸痛2h"于2018年1月15日16：10急诊入院。按医嘱给予吸氧、心电监护，要求患者绝对卧床，即查心电图、血常规、心肌酶谱、肌钙蛋白等检查项目。

临床情景

患者自诉胸骨后疼痛，呈压榨样，无放射痛，NRS评分1分，伴胸闷、大汗，左手麻木感，无心悸、呼吸困难、咳嗽及咯血等其他不适，无头晕、意识丧失现象，休息不能缓解疼痛。心电图显示：①窦性心律；②ST段改变（V1—V5导联ST段呈上斜型抬高）；③高侧壁及前间壁可见异常Q波。急诊血常规报告显示：白细胞计数 15.2×10^9/L，中性粒细胞绝对值 10.4×10^9/L，红细胞计数 4.72×10^{12}/L，血红蛋白149g/L，血小板计数 256×10^9/L。肌酸激酶同工酶MB 36IU/L，肌钙蛋白0.04ng/ml。按医嘱给予阿司匹林片、波立维片，口服。急诊行经皮冠状动脉介入治疗（percutaneous coronary intervention, PCI）术。

考核重点

1. 急性心肌梗死急救流程（附件A17-1）。
2. 心电监护仪操作（附件A17-2）。

考核内容

考核点1 病情观察及判断。

该患者具有急性胸痛特征，其心电图与心脏生物标志物异常，符合急性心肌梗死。

（1）胸痛：通常位于胸骨后或左胸部，可向左上臂、下颌、颈、背、肩部或左前臂尺侧放射；胸痛持续10min以上，呈剧烈的压榨性疼痛，或有压迫感、烧灼感。

（2）即使含服硝酸甘油，胸痛也不能完全缓解，常伴有恶心、呕吐、大汗和呼吸困难等症状；

（3）皮肤湿冷，面色苍白，烦躁不安，颈静脉怒张等。

（4）听诊肺部啰音、心律不齐、心脏杂音、心音分裂、心包摩擦音和奔马律；神经系统体征。

考核点2 紧急处理。

立即呼叫医生，按急性心肌梗死急救流程处理。

考核点3 心电图特征。

心电图表现：①窦性心律；②ST段改变（V1—V4导联ST段明显抬高）；③高侧壁及V2、V3导联可见异常Q波（图17-1）。

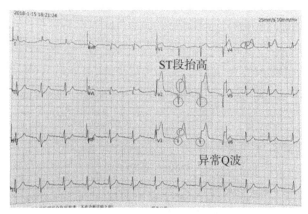

图17-1 急性心肌梗死心电图表现

考核点4 经皮冠状动脉介入治疗后护理（桡动脉穿刺）。

（1）心电、血压监护24h。观察有无心律失常、心肌缺血、心肌梗死等急性期并发症。

（2）描记12导联心电图，与术前对比。定时复测心肌肌钙蛋白、心肌酶谱、凝血功能等。

（3）观察桡动脉穿刺点有无出血与血肿，观察桡动脉搏动情况。

（4）鼓励患者多饮水，指导合理饮食，保持患者大便通畅。

（5）抗凝治疗的护理:术后观察有无出血倾向，如伤口渗血、牙龈出血、血尿、血便等。

（6）术后负性效应的观察和护理：①穿刺血管损伤的并发症。常见穿刺血管损伤的并发症有术区出血或血肿，假性动脉瘤和动-静脉瘘，穿刺动脉血栓形成或栓塞，骨筋膜室综合征。护理人员应加强观察，有异常时及时通知医生处理。②低血压。多为血管迷走反射，一旦发生应立即通知医生处理。准备好相关急救药物和仪器。③造影剂反应。极少数患者会出现皮疹或寒战，肾损害及严重过敏反应罕见。

（7）卧床休息，做好生活护理。

▓▓**附件**

附件A17-1：急性心肌梗死急救流程（图A17-1）

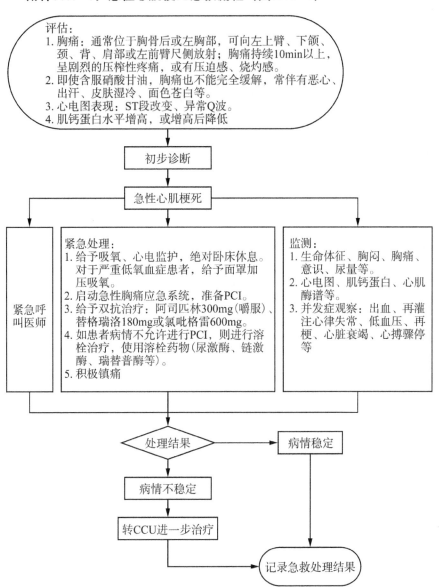

图A17-1　急性心肌梗死急救流程

注：CCU为冠心病监护室（coronary care unit）。

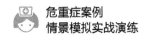
附件A17-2：心电监护仪操作考核评分表（表A17-1）

表A17-1 心电监护操作考核评分表

项 目		程 序	完 成	未完成		得 分
				未 做	错 误	
自身准备		洗手				
		戴口罩				
操作步骤	准备	用物准备				
		评估患者				
		核对				
		解释				
		戴手套				
		安置患者体位：平卧位或舒适体位				
	心电	选择粘贴电极片的皮肤				
		先将导线与电极片相连接，再将电极片贴在患者身上				
		★ 部位正确：5导联或3导联				
	氧饱和度	氧饱和度部位选择：食指最常用。选用指甲条件好的手指（根据选用的探头不同，也可以选择耳垂、鼻尖等部位）				
		★ 正确放置氧饱和度探头				
	无创血压	无创血压模式选择：成年人、儿童、新生儿				
		★ 放置血压袖带：按照要求对好标记（标记对准肱动脉搏动处），袖带绑在肘关节上方2～3cm处，松紧度以容纳1指为宜，快速测定血压				
		测量时用于测量血压的肢体应与患者的心脏处于同一水平位置				
	各参数及报警调节	选择合适的导联：最常见的是Ⅱ导联心电图				
		调整振幅："SIZE"的调整				

续表

项　目		程　序	完　成	未完成		得　分
				未　做	错　误	
操作步骤	各参数及报警调节	调整波形的清晰度。①FILTER（过滤）：降低了由于其他设备生产的伪差和干扰。②DIAGNOSIS（诊断）：一个未经过滤液的ECG，显示最真实的ECG波。③MONITOR（监护）：用于正常监护状态中，可滤除掉可能导致报警的伪差				
		选择波速：心电监护波形走速为25mm/s				
		★ 心率在自身心率上下的30%				
		★ 根据医嘱要求、患者的病情及基础血压设置血压参数，一般±20%，选择血压测量模式：手动（MAN-NUAL）、自动（AUTO）和自动间隔时间				
		★ 根据病情（慢性阻塞性肺疾病患者、急性呼吸窘迫综合征患者以及一般肺部感染的患者）设置氧饱和度，一般95%～100%				
素质要求		仪表端庄，动作轻巧、熟练、有条不紊				
		妥善安置患者，解释监护仪使用中的注意事项				
		操作中注意与患者交流，体现人文关怀				
		操作者熟知心电监护仪使用注意事项，能正确判断各参数测量异常的原因				
结果		未做件数：　　错误件数：　　未通过加★件数：				

备注：本考试总分100分，分27件考点，其中加★考件5分，最后一项（注意事项，各参数测量异常原因）10分，其余项为3分。加★考件未做扣5分，错误扣3.5分；其他考件未做扣3分，错误酌情扣分。注意事项，各参数测量异常原因未回答出扣10分，错误酌情扣分。

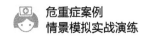

附件A17-3：急性心肌梗死急救考核表（表A17-2）

表A17-2　急性心肌梗死急救考核表

项　目	考核内容		分　值	存在问题	得　分
患者评估（25%）	1. 评估依据	胸痛：位于胸骨后或左胸部，伴上臂、肩部等放射痛；胸痛持续10min以上，呈剧烈的压榨性疼痛，或有压迫感、烧灼感	5		
		即使含服硝酸甘油，胸痛也不能完全缓解，常伴有恶心、出汗、皮肤湿冷等	5		
		心电图表现：ST段改变、异常Q波；肌钙蛋白水平增高，或增高后降低	5		
	2. 初步诊断：急性心肌梗死		5		
	3. 紧急呼叫医生		5		
急救处理（30%）	1. 给予吸氧、心电监护，绝对卧床休息。对于严重低氧血症患者，给予面罩加压吸氧		6		
	2. 启动急性胸痛应急系统，准备PCI		6		
	3. 给予双抗治疗：阿司匹林300mg（嚼服）、替格瑞洛180mg或氯吡格雷600mg		6		
	4. 溶栓治疗：使用溶栓药物（尿激酶、链激酶、瑞替普酶等）		6		
	5. 积极镇痛		6		
判断与处理（30%）	病情稳定	1. 生命体征、胸闷、胸痛、意识等变化	5		
		2. 心电图、肌钙蛋白、心肌酶谱等	5		
		3. 并发症观察：出血、再灌注心律失常、低血压、再梗、心搏骤停	5		
	病情未稳定	1. 转CCU治疗	5		
		2. 心电图、肌钙蛋白、心肌酶谱等监测			
		3. 观察生命体征、胸闷、胸痛、意识、尿量等	5		
整体评价（15%）	1. 抢救工作有条不紊，配合默契		5		
	2. 抢救记录及时、真实、客观		5		
	3. 抢救过程体现人文关怀，保护患者隐私		5		
总分：100分				总计	

⟨ 18 ⟩

高血压危象情景案例考核

📋 病历资料

患者：男性，65岁，因"突发言语不利伴右侧肢体活动不灵活2d"拟"脑梗死、高血压2级，极高危"收住入院。患者既往有高血压病史5年，血压高时至185/90mmHg，平素口服"吲达帕胺片、苯磺酸氨氯地平片"降压治疗，服药相对规律，血压控制情况不详。入院后体温36.6℃、脉搏70次/min、呼吸18次/min、血压163/90mmHg，完善各项检查。

🛏 临床情景

患者于入院第3天7：21突发剧烈头痛、面色苍白、情绪烦躁，伴恶心、呕吐。检测结果：血压220/122mmHg、脉搏96次/min、呼吸24次/min、血氧饱和度95％。

📋 考核重点

1. 高血压危象急救流程（附件A18-1）。

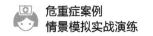
2. 降压原则及降压药物使用注意事项。

 考核内容

考核点1 病情观察及判断。

该患者血压 220/122mmHg，伴剧烈头痛、面色苍白、情绪烦躁、恶心、呕吐等症状，初步诊断高血压危象。判断依据：

（1）血压：200～260/130～180mmHg。

（2）剧烈头痛伴恶心、呕吐。

（3）烦躁、视力模糊。

（4）眼底出血或视神经盘水肿。

考核点2 紧急处理。

立即呼叫医生，按高血压危象急救流程处理。

考核点3 血压袖带的正确绑法（图18-1，图18-2）。

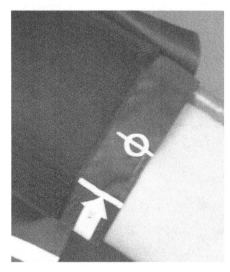

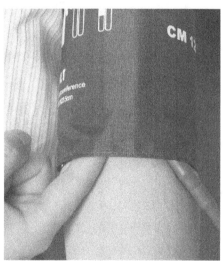

图18-1 血压袖带绑在肘关节上方2～3cm处，动脉符号对准动脉血管　　图18-2 袖带松紧程度以仅能够伸进一个指头为准

考核点4 降压原则及降压药物使用注意事项。

降压原则：

（1）持续血压监测，观察氧饱和度、心率及心律的变化。

（2）逐步控制性降压：降压幅度不宜过大，血压不宜降得过低。

①初始阶段（一般数分钟至1h）血压控制的目标为平均动脉压的降低幅度不超过治疗前水平的25%。

②在其后2～6h将血压降至安全水平，一般为160/100mmHg。

③若患者临床情况稳定，则在之后的24～48h逐步降低血压至正常水平。

降压药物使用注意事项：

（1）按医嘱使用降压药物，用微泵严格控制速度，密切观察药物的效果和不良反应。

（2）多选择静脉用药，密切关注滴注部位，如药物外渗可引起局部皮肤和组织反应。

（3）一般首选药物为硝普钠，1～2min立即发挥降压作用，停药后作用仅维持3～5min。硝普钠对光敏感，故在用药期间应避光操作，以防止药物的降解。在通常剂量下不良反应轻微，有恶心、呕吐、肌肉颤动；长期使用要注意氰化物中毒。

（4）硝酸甘油的不良反应有心动过速、面部潮红、头痛和呕吐等。

▦▦ 附件

附件A18-1：高血压危象急救流程（图A18-1）

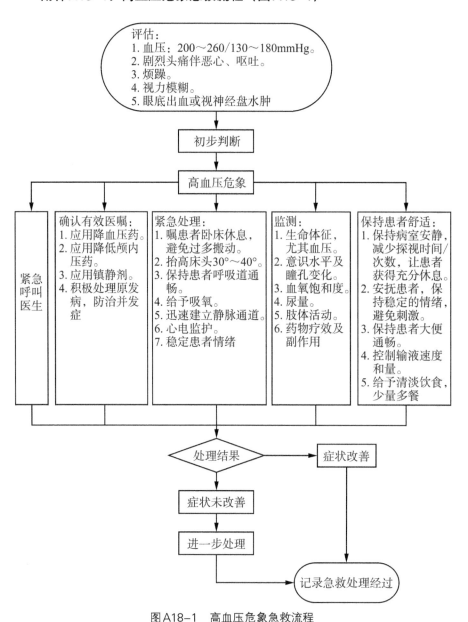

评估：
1. 血压：200～260/130～180mmHg。
2. 剧烈头痛伴恶心、呕吐。
3. 烦躁。
4. 视力模糊。
5. 眼底出血或视神经盘水肿

初步判断

高血压危象

紧急呼叫医生

确认有效医嘱：
1. 应用降血压药。
2. 应用降低颅内压药。
3. 应用镇静剂。
4. 积极处理原发病，防治并发症

紧急处理：
1. 嘱患者卧床休息，避免过多搬动。
2. 抬高床头30°～40°。
3. 保持患者呼吸道通畅。
4. 给予吸氧。
5. 迅速建立静脉通道。
6. 心电监护。
7. 稳定患者情绪

监测：
1. 生命体征，尤其血压。
2. 意识水平及瞳孔变化。
3. 血氧饱和度。
4. 尿量。
5. 肢体活动。
6. 药物疗效及副作用

保持患者舒适：
1. 保持病室安静，减少探视时间/次数，让患者获得充分休息。
2. 安抚患者，保持稳定的情绪，避免刺激。
3. 保持患者大便通畅。
4. 控制输液速度和量。
5. 给予清淡饮食，少量多餐

处理结果 → 症状改善

症状未改善

进一步处理

记录急救处理经过

图A18-1 高血压危象急救流程

附件A18-2：高血压危象急救考核表（表A18-1）

表A18-1 高血压危象急救考核表

项 目	考核内容		分 值	存在问题	得 分
患者 评估 （25%）	1. 评估 依据	血压：200～260/130～180mmHg	3		
		剧烈头痛伴恶心、呕吐	3		
		烦躁	3		
		视力模糊	3		
		眼底出血或视神经盘水肿	3		
	2. 初步诊断：高血压危象		5		
	3. 紧急呼叫医生		5		
急救 处理 （25%）	1. 嘱患者卧床休息，避免过多搬动，抬高床头 30°～40°		5		
	2. 保持患者呼吸道通畅，给予吸氧		5		
	3. 迅速建立静脉通道		5		
	4. 心电监护		5		
	5. 确认有效医嘱：降血压药、镇静剂、降低颅内 压药物的使用，处理原发疾病，防止并发症		5		
判断 与 处理 （35%）	症状改善	1. 保持病房安静，减少探视时间/ 次数，让患者获得充分休息	5		
		2. 做好保暖措施，预防患者受凉； 保持患者大便通畅	5		
		3. 控制输液速度及量	5		
		4. 给予清淡饮食，少量多餐	5		
		5. 安抚患者，保持稳定的情绪，避 免刺激	5		
	症状未改善	1. 遵医嘱继续用药，观察药物疗效 及副作用	5		
		2. 病情观察，监测指标：生命体 征（尤其是血压），意识水平， 瞳孔变化，SaO_2，肢体活动及药 物疗效	5		
整体 评价 （15%）	1. 抢救工作有条不紊，配合默契		5		
	2. 抢救记录及时、规范		5		
	3. 抢救过程体现人文关怀，保护患者隐私		5		
总分：100分				总计	

〈 19 〉

上消化道大出血情景案例考核

病历资料

患者：男性，27岁，因"黑便1d"于2018年1月7日14:39急诊入院。急诊血常规：血红蛋白95g/L。患者既往有"纵隔肿瘤，胃底静脉曲张，呕血"史。入院后患者精神软，面色苍白，乏力。查体：腹软，无压痛及反跳痛。按医嘱给予禁食、抑酸、止血、补液等治疗，完善各项检查，血压、血常规、生命体征及各项指数基本平稳。

临床情景

患者于1月9日16:45胃镜检查时发现胃底广泛脑回状静脉曲张，活动性出血，被给予钛夹止血。胃镜报告："胃底静脉曲张"。返回病房后患者面色苍白，呕鲜红色血50ml，解黑色糊状便1次（量约100g）。自诉乏力，出虚汗，感胸闷气促。心电监护显示：心率112次/min，呼吸24次/min，血压95/53mmHg，血氧饱和度100%。给予鼻导管吸氧3L/min，静脉补液，输血，奥曲肽注射液0.3mg＋生理盐水50ml，4ml/h微泵维持。急查血常规，结果显示：白细胞计数$4.5×10^9$/L、血红蛋白69g/L，血小板计数

74×10⁹/L。凝血全套检测结果：凝血酶原时间15.1s。于1月8日行门静脉CT成像，结果显示：①胰腺尾部肿胀伴周围脂肪间隙模糊，胰腺炎可能；脾静脉中远段闭塞，区域性门静脉高压伴多发侧支循环形成；脾脏显著肿大但无肝硬化背景。②腹膜后及后纵隔、腹腔内多发结节，建议结合病史。

 考核重点

1. 上消化道大出血急救流程（附件A19-1）。
2. 内镜下止血的术前准备。

考核内容

考核点1 病情观察及判断。

（1）患者呕血、解柏油样大便。

（2）胸闷、心悸等伴血压下降。

（3）心率加快、皮肤湿冷、面色苍白、肠鸣音亢进。

该患者原有呕血史，在胃镜下钛夹止血后返回病房，之后面色苍白，呕鲜红色血50ml，解黑色糊状便1次（量约100g），自诉乏力，出虚汗，感胸闷气促。心电监护显示：心率112次/min，呼吸24次/min，血压95/53mmHg。符合上消化道大出血诊断标准。

考核点2 紧急处理。

立即呼叫医生，按上消化道大出血急救流程处理。

考核点3 消化道大出血内镜下治疗的术前准备。

（1）心理护理：消化道出血患者大多精神紧张，有恐惧心理。这会刺激胃酸分泌，加重病情。护理人员应沉着冷静，安慰患者，建立良好的沟通关系，做好评估，耐心解答，以冷静熟练的操作技术来增加患者安全感，消除其紧张恐惧心理，利于术中配合。

（2）嘱患者禁食禁饮，取下首饰、活动性义齿、银镜（包括隐形眼镜），更换手术衣裤，排空膀胱。

（3）进行血常规、血型、凝血功能、肝肾功能等检查，必要时备血。做好留置针的留置，避免大出血的发生，以备抢救。持续心电监护，给予持续低流量吸氧，以提高血氧饱和度，避免心肺发生意外，同时积极准备好急救药品和器材。

考核点4 患者血常规解读（附件A19-2）。

患者血常规显示：白细胞计数4.5×10^9/L、血红蛋白69g/L，血小板计数74×10^9/L。根据血常规，初步判断该患者血红蛋白低，有效循环血量不足。给予扩容、补液、输血治疗。

■ 附件

附件A19-1：上消化道大出血急救流程（图A19-1）

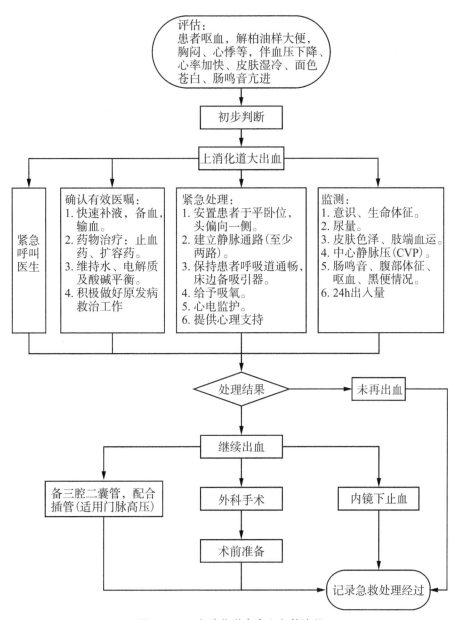

图A19-1 上消化道大出血急救流程

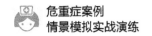

附件A19-2：血常规解读（表A19-1）

表A19-1　血常规解读

项目名称	结果	异常标志	参考范围
白细胞计数	4.5	正常	（3.5～9.5）×10^9/L
中性粒细胞百分化	0.850	↑	0.400～0.750
红细胞计数	2.80	↓	（4.30～5.80）×10^{12}/L
血红蛋白	69	↓	130～175g/L
红细胞压积	21.3	↓	40.0%～50.0%
平均血红蛋白浓度	324	正常	316～354g/L
平均红细胞体积	76.2	↓	82.0～100.0fl
平均血红蛋白量	24.7	↓	27.0～34.0pg
红细胞分布宽度	15.9	↑	11.0%～14.5%
血小板计数	74	↓	（125～350）×10^9/L

附件A19-3：上消化道出血急救考核表（表A19-2）

表A19-2　上消化道出血急救考核表

项　　目	考核内容		分　值	存在问题	得　分
患者评估（25%）	1. 评估依据	呕血、解柏油样大便，肠鸣音亢进	5		
		胸闷、气急，伴血压下降、心率增快	5		
		皮肤湿冷，面色苍白	5		
	2. 初步诊断：上消化道出血		5		
	3. 紧急呼叫医生		5		
急救处理（30%）	1. 安置患者于平卧位，头偏向一侧		5		
	2. 建立静脉通路（至少两路）		5		
	3. 保持患者呼吸道通畅，床边备吸引器		5		
	4. 给予吸氧、心电监护		5		
	5. 提供心理支持		5		
	6. 确认有效医嘱：快速补液，备血，输血，止血，扩容，做好原发病救治工作等		5		

续表

项　目		考核内容	分　值	存在问题	得　分
判断 与 处理 (30%)	出血停止	1. 观察病情变化，按照医嘱用药	5		
		2. 心理安慰	5		
	出血未停止	1. 准备三腔二囊管压迫止血	5		
		2. 内镜下止血	5		
		3. 必要时行外科手术	5		
		4. 持续监测生命体征、意识、尿量、皮肤色泽、肢端血运、CVP、肠鸣音、腹部体征、呕血和黑便情况、24h出入量	5		
整体 评价 (15%)	1. 抢救工作有条不紊，配合默契		5		
	2. 抢救记录及时、规范		5		
	3. 抢救过程体现人文关怀，保护患者隐私		5		
总分：100分				总计	

〈 20 〉

肝性脑病情景案例考核

病历资料

患者：男性，35岁，因"乏力、纳差，伴尿黄"20多天，诊断为"乙肝肝硬化"，于2017年9月14日收住入院。入院后，神志清，精神软，皮肤巩膜黄染程度深。完善各项检查，生命体征基本平稳。血生化报告显示：总胆红素324.4μmol/L，凝血酶原时间28s，血浆氨浓度86.0ug/dl。按医嘱拟行人工肝选择性血浆置换治疗。

临床情景

患者入院后在9月19日及10月6日进行了2次人工肝治疗。在10月6日12:00第2次人工肝治疗完返回病房后，患者神志清，精神软，皮肤巩膜黄染程度深，腹股沟穿刺处敷料干燥，生命体征稳定。患者于10月6日23:00突然意识模糊，烦躁不安，扑翼样震颤无法引出；计数定向力不正确；瞳孔等大、等圆，直径约2.5mm，对光反射灵敏；血浆氨浓度为234.0ug/dl。

考核重点

1. 肝性脑病分期。
2. 肝性脑病急救流程（附件A20-1）。

考核内容

考核点1 病情观察及判断。

在人工肝治疗后，该患者于夜间出现意识模糊，烦躁不安，扑翼样震颤无法引出；计数定向力不正确；瞳孔等大、等圆，直径约2.5mm，对光反射灵敏；血浆氨浓度为234.0ug/dl。符合肝性脑病诊断标准。

肝性脑病分期如下：

（1）一期：患者出现性格、行为改变，扑翼样震颤。

（2）二期：意识错乱，睡眠障碍，行为失常。

（3）三期：昏睡或精神错乱。

（4）四期：神志丧失。

考核点2 紧急处理。

立即呼叫医生，按肝性脑病急救流程处理。

考核点3 安全防护措施——约束带的使用（图20-1）。

当患者出现烦躁、躁动明显，行为异常，有暴力行为等异常表现时，加用护栏，必要时使用约束带。

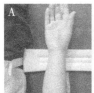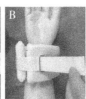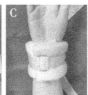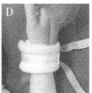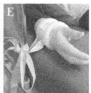

图20-1 约束带使用步骤

考核点4 降氨措施。

（1）药物干预：应用门冬氨酸鸟氨酸、乳果糖甲硝唑、新霉素、乳果糖口服、谷氨酸钠、谷氨酸钾、门冬氨酸钾镁等，以促进患者体内氨的代谢或抑制氨的吸收。

（2）患者宜低蛋白饮食。

（3）保持患者大便通畅。

（4）应用降氨药注意事项：静脉滴注速度宜慢，以免引起患者流涎、面色潮红与恶心呕吐等症状。

▪▪**附件**

附件A20-1：肝性脑病急救流程（图A20-1）

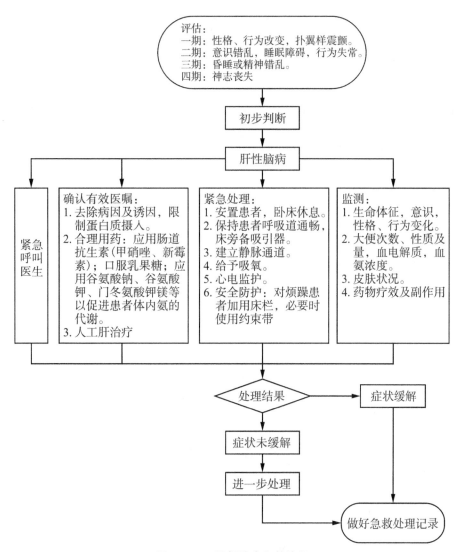

图 A20-1　肝性脑病急救流程

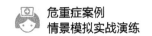
附件A20-2：肝性脑病急救考核表（表A20-1）

表A20-1 肝性脑病急救考核表

项　目	考核内容		分　值	存在问题	得　分
患者评估（25%）	1. 评估依据	一期：性格、行为改变，扑翼样震颤	5		
		二期：意识错乱，睡眠障碍，行为失常	5		
		三期：昏睡或精神错乱	5		
		四期：神志丧失	5		
	2. 初步诊断：肝性脑病		2		
	3. 紧急呼叫医生		3		
急救处理（30%）	1. 保持患者呼吸道通畅，床旁备吸引器		6		
	2. 建立静脉通道，让患者卧床休息		6		
	3. 心电监护、给予吸氧		6		
	4. 做好安全防护，对烦躁患者加用床栏，必要时根据医嘱使用约束带		6		
	5. 确认有效医嘱：去除诱因，限制蛋白质摄入；合理用药（乳果糖、谷氨酸钾、谷氨酸钠、门冬氨酸钾镁、肠道抗生素）；人工肝治疗		6		
判断与处理（30%）	症状缓解	1. 监测生命体征，意识，性格、行为变化	5		
		2. 观察大便次数、性质及量，检测血电解质，血氨变化	5		
		3. 观察药物疗效及副作用	5		
	症状未缓解	1. 监测生命体征、意识、血氨、电解质等变化	5		
		2. 加强安全防护，防止意外	5		
		3. 按照医嘱用药，根据病情发展进行对症护理	5		
整体评价（15%）	1. 抢救工作有条不紊，配合默契		5		
	2. 抢救记录及时、规范		5		
	3. 抢救过程体现人文关怀，保护患者隐私		5		
总分：100分				总计	

〈 **21** 〉

大咯血情景案例考核

病历资料

患者：男性，58岁，因"咳嗽、咳痰1个月，咯血1d"拟"肺结核复发咯血"于2018年2月2日入院。患者原有肺结核病史。入院后神志清，精神软，情绪稳定。完善各项检查，生命体征平稳。

临床情景

患者于2月5日1:00突发咯血，色鲜红，无血凝块，量约250ml，咯血时有咳嗽。评估患者：神志清，精神软，情绪紧张，血压100/62mmHg，心率100次/min，无胸痛、胸闷、气促。

考核重点

1. 大咯血急救流程（附件A21-1）。
2. 经口腔或鼻腔吸痰操作（附件A21-2）。

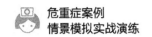
考核内容

考核点1 病情观察及判断。

该患者在凌晨突发咯血，色鲜红，无血凝块，量约250ml。初步诊断该患者发生了大咯血。评估依据如下：

（1）血经口或鼻咯出，呈鲜红色，伴有泡沫状痰液。

（2）1次咯血量＞200ml。

（3）胸闷，呼吸不畅，烦躁，发绀，心率加快，血氧饱和度下降。

考核点2 紧急处理。

立即呼叫医生，按大咯血急救流程处理。

考核点3 咯血与呕血的区别（表21-1）。

表21-1　咯血与呕血的区别

	咯血	呕血
出血途径	经气管咯出	经食管呕出
颜色和性状	色鲜红，泡沫状	暗红或咖啡色，无泡沫
伴随物	混杂食物或胃内容物	混有痰液
前驱症状	咯血前常有喉部发痒	呕血前常有上腹不适或恶心
出血后表现	血痰	黑便
病史	肺或心脏病史	胃或肝病史
pH	碱性	酸性

▪▪附件

附件 A21-1：大咯血急救流程（图 A21-1）

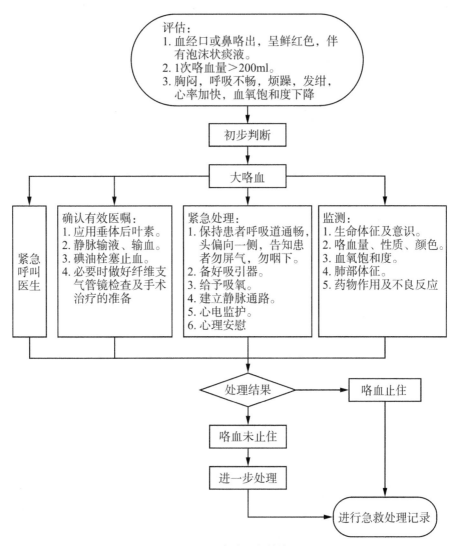

评估：
1. 血经口或鼻咯出，呈鲜红色，伴有泡沫状痰液。
2. 1 次咯血量＞200ml。
3. 胸闷，呼吸不畅，烦躁，发绀，心率加快，血氧饱和度下降

初步判断

大咯血

紧急呼叫医生

确认有效医嘱：
1. 应用垂体后叶素。
2. 静脉输液、输血。
3. 碘油栓塞止血。
4. 必要时做好纤维支气管镜检查及手术治疗的准备

紧急处理：
1. 保持患者呼吸道通畅，头偏向一侧，告知患者勿屏气，勿咽下。
2. 备好吸引器。
3. 给予吸氧。
4. 建立静脉通路。
5. 心电监护。
6. 心理安慰

监测：
1. 生命体征及意识。
2. 咯血量、性质、颜色。
3. 血氧饱和度。
4. 肺部体征。
5. 药物作用及不良反应

处理结果

咯血止住

咯血未止住

进一步处理

进行急救处理记录

图 A21-1　大咯血急救流程

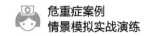
附件A21-2：经口腔或鼻腔吸痰操作考核评分表（表A21-1）

表A21-1 经口腔或鼻腔吸痰操作考核评分表

项 目		程 序	完 成	未完成		完 成
				未 做	错 误	
仪态仪表		规范洗手				
		戴口罩				
操作前准备		用物准备（齐全、有效期内）				
		患者准备（无假牙，口腔黏膜完整）				
操作步骤	准备	核对患者身份				
		解释				
		评估患者呼吸道情况				
		病情允许下叩肺				
	过程	将患者安置于恰当体位				
		通过呼吸机给予纯氧吸入或高浓度吸氧				
		开动吸引器，反折连接管前端，调节负压				
		以正确的方法打开治疗碗				
		倾倒生理盐水				
		打开吸痰管外包装，暴露末端				
		★ 戴无菌手套，取出吸痰管				
		将连接管与吸痰管连接				
		试吸				
		阻断负压，将吸痰管从口腔插入，经咽喉部至气管				
		★ 间歇式旋转吸引，每次不超过15s				
		抽吸生理盐水来冲洗吸痰管				
		分离吸痰管，将其连同手套弃于医用垃圾桶内				
		关闭吸引器，将连接管放置妥当				
		擦净患者面部，安置舒适体位				
		再次评估患者呼吸道情况，调整氧流量				

项　目		程　序	完　成	未完成		完　成
				未　做	错　误	
操作步骤	过程	用物处理				
		洗手				
		记录				
注意事项		吸痰方法正确，保持无菌原则				
		负压大小调节合适				
		严密观察患者意识、血氧饱和度、生命体征等				
熟练程度		动作轻巧、稳重、有条不紊				
人文关怀		操作中注意与患者交流，关心患者，沟通有效				
结果		未做件数：　　错误件数：　　未通过加★件数：				

备注：本考试总分100分，分32件考点，其中加★考件每件5分，共计10分，其余考件每件3分，共计90分。加★考件未做扣5分，其他考件未做扣3分，错误酌情扣分。

附件A21-3：大咯血急救考核表（表A21-2）

表A21-2　大咯血急救考核表

项　目	考核内容		分　值	存在问题	得　分
患者评估（25%）	1. 评估依据	血经口或鼻咯出，呈鲜红色，伴有泡沫状痰液	5		
		1次咯血量大于200ml	5		
		胸闷，呼吸不畅，烦躁，发绀，心率加快，血氧饱和度下降	5		
	2. 初步诊断：大咯血		5		
	3. 紧急呼叫医生		5		
急救处理（30%）	1. 保持患者呼吸道通畅，头偏向一侧，告知患者勿屏气，勿咽下		5		
	2. 建立静脉通路（至少两路）		5		
	3. 给予吸氧，备好吸引器		5		

项　目	考核内容		分　值	存在问题	得　分
急救 处理 （30%）	4. 心电监护		5		
	5. 心理安慰		5		
	6. 确认有效医嘱：应用垂体后叶素，备血，输 血，止血		5		
判断 与 处理 （30%）	咯血停止	1. 观察病情变化，按照医嘱用药	5		
		2. 心理安慰	5		
	咯血未停止	1. 纤维支气管镜检查	5		
		2. 积极做好原发病的救治工作，必 要时做好术前准备	5		
		3. 持续监测生命体征，意识，咯血 量、性质、颜色，血氧饱和度， 肺部体征	10		
整体 评价 （15%）	1. 抢救工作有条不紊，配合默契		5		
	2. 抢救记录及时、规范		5		
	3. 抢救过程体现人文关怀，保护患者隐私		5		
总分：100分				合计	

〈 **22** 〉

张力性气胸情景案例考核

📋 病历资料

患者：女性，49岁，1d前出现胸闷、胸痛症状（无明显诱因），活动及深呼吸时显著，无咳嗽、咳痰，无呼吸困难。遂至我院急诊，查胸部CT，结果显示：右侧大量气胸；两侧慢性支气管炎症改变，肺气肿，多发肺大疱形成；两下肺斑片影，陈旧性病变可能大。为求进一步治疗，于2018年1月26日14:30拟"右侧自发性气胸"收住入院。

🛏 临床情景

患者于1月28日（入院2d后）行"胸腔镜右肺大疱切除修补术"。术后第3天拔除胸管。2月3日8:30，患者自诉胸闷、气促明显，大汗淋漓。监测显示：脉搏123次/min，呼吸36次/min，血压167/110mmHg。床边胸部前后位X线摄片报告显示：两肺野及左下肺可见无肺纹理区，两侧肺被压缩约40%。血气分析：$PaCO_2$ 89mmHg，PaO_2 123mmHg，血氧饱和度75%。

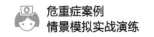
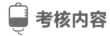

考核重点

1. 张力性气胸急救流程（附件 A22-1）。
2. 更换胸瓶（水封瓶）操作（附件 A22-2）。

考核内容

考核点1　病情观察及判断。

该患者行"胸腔镜右肺大疱切除修补术"后胸闷、气促明显，大汗淋漓。床边胸部前后位 X 线摄片报告显示：两肺野及左下肺可见无肺纹理区，两侧肺被压缩约40%。根据病情判断：该患者发生张力性气胸。评估依据如下：

（1）极度呼吸困难、发绀。

（2）心率加快、血压下降。

（3）大汗淋漓、烦躁、昏睡，甚至窒息。

（4）伤侧胸廓饱满，肋间隙增宽，呼吸幅度减小，可触及皮下气肿。

（5）气管移向健侧。

考核点2　紧急处理。

立即呼叫医生，按张力性气胸急救流程处理。

考核点3　观察护理重点。

（1）监测呼吸、血氧饱和度、生命体征。

（2）保持引流管通畅，观察引流液的量与性质和水柱波动情况（图22-1、图22-2）；

（3）观察肺部体征、皮下气肿情况，完善血气分析、胸片等检查。

（4）定期更换胸瓶，防止空气进入胸腔，重视无菌操作（图22-3至图22-8）。

考核点4　更换胸瓶操作。

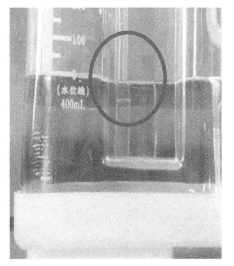

图22-1 单瓶观察水柱波动情况

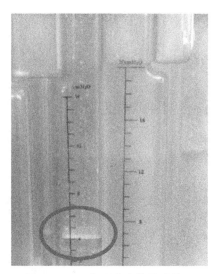

图22-2 三瓶观察水柱波动情况

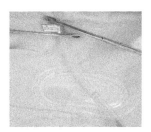

图22-3 用两把卵圆钳夹管

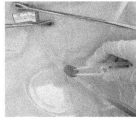

图22-4 用碘伏棉球消毒引流管接口

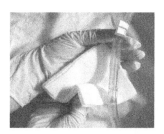

图22-5 用纱布裹住引流管接口

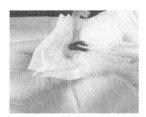

图22-6 脱开引流管接口后用碘伏棉球消毒引流管管口

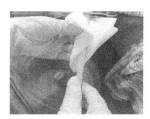

图22-7 接上新的水封瓶

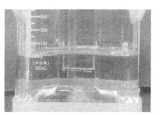

图22-8 确认水封瓶长管在液面下

附件

附件 A22-1：张力性气胸急救流程（图 A22-1）

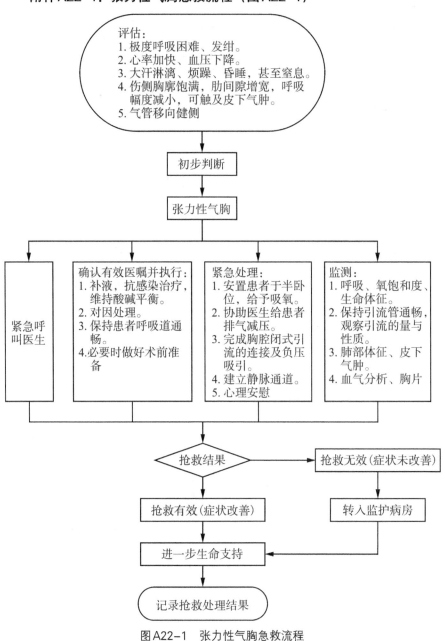

评估：
1. 极度呼吸困难、发绀。
2. 心率加快、血压下降。
3. 大汗淋漓、烦躁、昏睡，甚至窒息。
4. 伤侧胸廓饱满，肋间隙增宽，呼吸幅度减小，可触及皮下气肿。
5. 气管移向健侧

初步判断

张力性气胸

紧急呼叫医生

确认有效医嘱并执行：
1. 补液，抗感染治疗，维持酸碱平衡。
2. 对因处理。
3. 保持患者呼吸道通畅。
4. 必要时做好术前准备

紧急处理：
1. 安置患者于半卧位，给予吸氧。
2. 协助医生给患者排气减压。
3. 完成胸腔闭式引流的连接及负压吸引。
4. 建立静脉通道。
5. 心理安慰

监测：
1. 呼吸、氧饱和度、生命体征。
2. 保持引流管通畅，观察引流的量与性质。
3. 肺部体征、皮下气肿。
4. 血气分析、胸片

抢救结果 → 抢救无效(症状未改善)

抢救有效(症状改善)

转入监护病房

进一步生命支持

记录抢救处理结果

图 A22-1　张力性气胸急救流程

附件A22-2：更换胸瓶操作考核评分表（表A22-1）

表A22-1 更换胸瓶操作考核评分表

项 目		程 序	完 成	未完成		得 分
				未 做	错 误	
准备		仪表端庄				
		洗手				
		戴口罩				
		用物准备				
		质量检查				
操作过程		核对患者信息				
		解释				
		协助患者取低半坐卧位或平卧位				
		戴手套				
		检查伤口				
		注意保暖，必要时床帘遮挡				
		正确放置水封瓶，瓶与胸腔距离保持60cm。				
		观察水柱波动情况及有无气泡溢出				
		挤压胸腔引流管				
	★	用血管钳夹住胸腔引流管近伤口端				
		将弯盘放于引流管接口端				
	★	用碘伏棉球消毒引流管接口处2次，上下纵行消毒5cm				
		取无菌纱布，裹住接口处并进行分离				
		用碘伏棉球消毒引流管横截面				
		连接胸腔引流管与水封瓶连接管，松开血管钳				
	★	挤压胸腔引流管，观察是否通畅				
		妥善放置胸瓶				
		安置患者				
		告知注意事项				
	★	观察引流液的颜色、性质、量				

续表

项 目		程 序	完 成	未完成		得 分
				未 做	错 误	
操作过程		用物处理				
		脱手套，洗手				
	★	做好记录				
操作熟练程度		操作熟练、动作轻巧、有条不紊				
人文关怀		操作中注意与患者交流，关心患者				
结果		未做件数： 错误件数： 未通过加★件数：				
		总点评：				

备注：本考试总分100分，分30件考点，其中加★考件5分，其余项为3分。加★考件未做扣5分，错误酌情扣分；其他考件未做扣3分，错误酌情扣分。

附件A22-3：张力性气胸急救考核表（表A22-2）

表A22-2 张力性气胸急救考核表

项 目	考核内容		分 值	存在问题	得 分
患者评估（25%）	1. 评估依据	有肺大疱病史	3		
		极度呼吸困难、发绀，胸闷、胸痛	4		
		伤侧胸廓饱满，听诊呼吸音减弱或消失，叩诊呈高度鼓音	4		
		血压下降，烦躁不安，甚至昏迷	4		
	2. 初步诊断：张力性气胸		5		
	3. 紧急呼叫医生		5		
急救处理（30%）	1. 安置患者，绝对卧床休息，采取半坐位		6		
	2. 保持患者呼吸道通畅		6		
	3. 建立静脉通路，给予高浓度吸氧（50%）		6		
	4. 做好胸腔闭式引流及机械通气准备		6		
	5. 确认有效医嘱：应用抗感染、激素类药物；适当补液，保持水、电解质平衡		6		

续表

项　目		考核内容	分　值	存在问题	得　分
判断与处理（30%）	症状缓解	1. 监测生命体征及神志变化	3		
		2. 观察呼吸的频率、节律、深度；听诊肺部呼吸音变化	4		
		3. 监测血气分析、血电解质	4		
		4. 观察胸腔闭式引流情况	4		
	症状未缓解	1. 呼吸机辅助呼吸	5		
		2. 观察呼吸机运作情况	5		
		3. 监测生命体征、血气分析、血电解质、出入量等变化	5		
整体评价（15%）		1. 抢救工作有条不紊，配合默契	5		
		2. 抢救记录及时、真实、客观	5		
		3. 抢救过程体现人文关怀，保护患者隐私	5		
总分：100分				总计	

〈 **23** 〉

糖尿病酮症酸中毒情景案例考核

病历资料

患者：女性，52岁，因"糖尿病酮症酸中毒"于2017年12月8日15：15急诊入院。完善各项检查后，予以降低血糖、补液及纠正酸中毒等治疗。患者既往有糖尿病病史3年，生命体征及各项指数基本平稳。

临床情景

12月10日15：23患者神志淡漠，血压90/62mmHg，心率118次/min。呼吸急促，约31次/min，呼气有烂苹果味。随机血糖浓度为29.2mmol/L，给予胰岛素静脉注射降糖补液治疗。急诊血气分析，结果显示：血液pH 6.80，$PaCO_2$ 9mmHg，PaO_2 165mmHg，氧饱和度98.3%，HCO_3^-无法测出。尿常规检查报告显示：尿酮体浓度为3＋mmol/L。12月11日11：10，血气分析结果显示：血液pH 7.48，$PaCO_2$ 29.3mmHg，PaO_2 111mmHg，HCO_3^- 21.2mmol/L，总二氧化碳浓度（TCO_2）18.1mmol/L。尿酮体为阴性。停止胰岛素静脉注射，改用胰岛素泵持续皮下注射以控制血糖。12月14日15：00停止胰岛素泵持续皮下注射，改用门冬胰岛素针餐前注射以控制血糖。

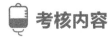
考核重点

1. 糖尿病酮症酸中毒急救流程（附件A23-1）。
2. 胰岛素泵及胰岛素笔注射操作（附件A23-2、附件A23-3）。

考核内容

考核点1 病情观察及判断。

该患者有糖尿病病史3年，神志淡漠，血压90/62mmHg，随机血糖浓度为29.2mmol/L。呼吸急促，约31次/min，呼气有烂苹果味，尿酮体3＋mmol/L。急诊血气分析，结果显示：血液pH 6.80，$PaCO_2$ 9mmHg，PaO_2 165mmHg，氧饱和度98.3％，HCO_3^-无法测出。初步判断为糖尿病酮症酸中毒。评估依据：

（1）血糖浓度为16.7～33.3mmol/L，血酮体水平显著升高，血液pH降低，CO_2结合力降低。

（2）呼吸深快，脉搏细速，血压下降。

（3）皮肤失水、干燥，厌食，恶心、呕吐，口渴，呼气有烂苹果味，多尿，昏睡等；

（4）有糖尿病史，常有感染、胰岛素治疗中断等病史。

考核点2 紧急处理。

立即呼叫医生，按糖尿病酮症酸中毒急救流程处理。

考核点3 诊断糖尿病标准。

空腹血糖浓度≥7.0 mmol/L，空腹定义为至少8h无热量摄入。或口服葡萄糖耐量试验（OGTT）2h血糖浓度≥11.1mmol/L。对于典型糖尿病症状（多饮、多食、多尿、体重减轻）的患者，随机血糖浓度≥11.1mmol/L。

考核点4 胰岛素泵及胰岛素笔注射操作。

∷∷附件

附件A23-1：糖尿病酮症酸中毒急救流程（图A23-1）

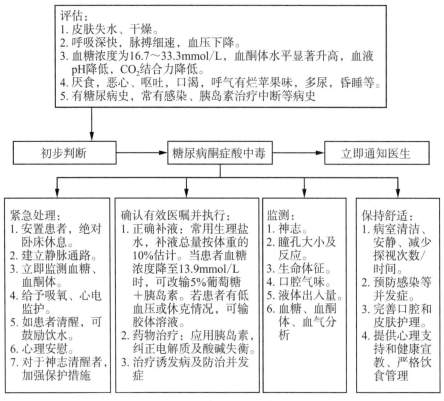

评估：
1. 皮肤失水、干燥。
2. 呼吸深快，脉搏细速，血压下降。
3. 血糖浓度为16.7～33.3mmol/L，血酮体水平显著升高，血液pH降低，CO_2结合力降低。
4. 厌食、恶心、呕吐、口渴，呼气有烂苹果味，多尿，昏睡等。
5. 有糖尿病史，常有感染、胰岛素治疗中断等病史

初步判断　→　糖尿病酮症酸中毒　→　立即通知医生

紧急处理：
1. 安置患者，绝对卧床休息。
2. 建立静脉通路。
3. 立即监测血糖、血酮体。
4. 给予吸氧、心电监护。
5. 如患者清醒，可鼓励饮水。
6. 心理安慰。
7. 对于神志清醒者，加强保护措施

确认有效医嘱并执行：
1. 正确补液：常用生理盐水，补液总量按体重的10%估计。当患者血糖浓度降至13.9mmol/L时，可改输5%葡萄糖＋胰岛素。若患者有低血压或休克情况，可输胶体溶液。
2. 药物治疗：应用胰岛素，纠正电解质及酸碱失衡。
3. 治疗诱发病及防治并发症

监测：
1. 神志。
2. 瞳孔大小及反应。
3. 生命体征。
4. 口腔气味。
5. 液体出入量。
6. 血糖、血酮体、血气分析

保持舒适：
1. 病室清洁、安静、减少探视次数/时间。
2. 预防感染等并发症。
3. 完善口腔和皮肤护理。
4. 提供心理支持和健康宣教、严格饮食管理

图A23-1　糖尿病酮症酸中毒急救流程

附件A23-2：胰岛素泵操作考核评分表（表A23-1）

表A23-1　胰岛素泵操作考核评分表

项　目		程　序	完　成	未完成		得　分
				未　做	错　误	
自身准备		洗手：六步洗手法				
		戴口罩				
操作程序	准备	用物准备：短效或速效胰岛素、胰岛素泵及配套输注管路和储药器、75%酒精棉签、检查手套、7号碱性电池				
		核对医嘱及胰岛素剂型，质量检查，复温				
		安装电池，检测胰岛素泵各按键、输注管路和储药器的有效期				
		遵医嘱双人核对并设置基础率				
		75%酒精棉签消毒胰岛素瓶口，将胰岛素装入储药器内				
		★ 将输注管路接头装到储药器上，排气，拆下活塞杆，复位马达，安装储药器，手动充盈				
	评估解释	携用物到患者床边，核对患者身份				
		向患者解释				
		★ 评估注射部位皮肤情况，避免在脐周、瘢痕、疼痛、皮肤凹陷、硬结、出血、瘀斑、感染、水肿等部位注射				
	操作过程	戴手套				
		★ 暴露注射部位，用75%酒精棉签以注射点为中心由内至外，环状消毒3次，自然待干				
		★ 再次核对患者身份，捏起注射部位，针头与皮肤呈45°进针，固定胶布，拔出引导针				
		定量充盈				
		卸下引导针，放入利器盒，将胰岛素泵装入专用袋中				
		★ 相关知识宣教				

项 目		程 序	完 成	未完成		得 分
				未 做	错 误	
操作程序	操作过程	妥善安置患者				
		整理用物				
		脱手套，洗手				
		记录				
	★	输注大剂量，按大剂量快捷键，调节剂量，确认并按ACT键				
注意事项		必须用酒精消毒，忌用碘酒				
		正确选择注射部位				
		查看胰岛素的储存及开瓶后的使用时间，标注开瓶时间				
		常见报警的处理及管路的更换				
		患者健康宣教				
操作熟练程度		动作轻巧、熟练、有条不紊				
人文关怀		操作中注意与患者交流，关心患者				
结果		未做件数：　　错误件数：　　未通过加★件数：				
		总点评：				

备注：

1. 注射部位首选腹部，也可选择臀部、大腿和手臂，腹部注射应避开脐周，大腿部位注射应避开大腿内侧。

2. 胰岛素泵操作考核总分100分，分29件考点，加★考件输注大剂量项为6分，其余5分；其他考件3分，错误酌情扣分。

附件A23-3：胰岛素笔注射操作考核评分表（表A23-2）

表A23-2 胰岛素笔注射操作考核评分表

项 目		程 序	完 成	未完成		得 分
				未 做	错 误	
自身准备		洗手：六步洗手法				
		戴口罩				
操作程序	准备	用物准备：治疗盘、胰岛素、胰岛素笔、笔用针头、75%酒精棉签、利器盒、手套				
		核对医嘱及胰岛素剂型，质量检查				
	评估解释	携用物到患者床边，核对患者身份				
		向患者解释				
		评估进食及血糖情况				
	★	评估注射部位皮肤情况，避免在脐周、瘢痕、疼痛、皮肤凹陷、硬结、出血、瘀斑、感染、水肿等部位注射				
	操作过程	戴手套				
	★	安装笔芯：检查螺杆—检查胰岛素—装入胰岛素笔芯				
	★	装针头：75%酒精消毒胰岛素橡皮膜—装针头（垂直刺入）				
	★	排气摇匀—调拨1～2U—笔直向上排气—排气成功				
		正确选择注射部位				
	★	注射核对剂量—调好剂量—75%酒精消毒皮肤—捏起或不捏起脂肪（根据患者脂肪层厚度）—握笔式进针—按住推键停留15～30s—拔针后无药液持续流出				
		处置卸下的针头，放入利器盒，将笔归位				
		妥善安置患者				
		告知进食时间，避免运动				

续表

项　目		程　序	完　成	未完成		得　分
				未　做	错　误	
操作程序	操作过程	整理用物				
		脱手套				
		洗手				
		记录				
注意事项		必须用酒精消毒，忌用碘酒				
		注射针头应一次性使用				
		查看胰岛素的储存及开瓶后的使用时间，标注开瓶时间				
		正确选择注射部位				
		低血糖的表现及处理				
操作熟练程度		动作轻巧、熟练、有条不紊				
人文关怀		操作中注意与患者交流，关心患者				
结果		未做件数：　　　错误件数：　　　未通过加★件数：				
		总点评：				

备注：

1. 注射部位首选腹部，也可选择臀部、大腿和手臂，腹部注射应避开脐周，大腿部位注射应避开大腿内侧。

2. 未开封的胰岛素应保存在2～8℃冷藏环境中，已开瓶的笔用胰岛素无须冷藏，可常温保存，开瓶后的笔用胰岛素可在常温下保存28d，需标注开瓶时间。

3. 低血糖表现和处理。低血糖表现为大汗、饥饿、无力、面色苍白、肢体发抖、心悸等症状。处理：进食含15g糖的食物，15min后复测血糖。

4. 胰岛素笔注射操作考核总分100分，分28件考点，加★考件注射一项7分，其余6分；其他考件3分，错误酌情扣分。

附件A23-4：糖尿病酮症酸中毒急救考核表（表A23-3）

表A23-3 糖尿病酮症酸中毒急救考核表

项 目	考核内容		分 值	存在问题	得 分
患者评估（30%）	1. 评估依据	皮肤失水、干燥	5		
		呼吸深快、脉搏细速、血压下降	5		
		血糖浓度为16.7～33.3mmol/L、血酮体水平显著升高、血液pH降低、CO_2结合力降低	5		
		厌食、恶心、呕吐、口渴、呼气有烂苹果味、多尿、昏睡等，有糖尿病史，常有感染、胰岛素治疗中断等病史	5		
	2. 初步诊断：糖尿病酮症酸中毒		5		
	3. 紧急呼叫医生		5		
急救处理（25%）	1. 建立静脉通路		5		
	2. 给予吸氧、心电监护		5		
	3. 立即监测血糖、血酮体		5		
	4. 要求患者绝对卧床休息，心理安慰		5		
	5. 确认有效医嘱：正确补液、药物治疗、治疗诱发病及防治并发症		5		
判断与处理（30%）	症状改善	1. 监测：生命体征、意识、口腔气味、液体出入量、皮肤情况	5		
		2. 监测血糖、血酮体、血气分析	5		
		3. 观察药物疗效及副作用	5		
	症状未改善	1. 遵医嘱给药	5		
		2. 监测生命体征、意识、口腔气味、液体出入量、皮肤情况	5		
		3. 监测血糖、血酮体、血气分析	5		
整体评价（15%）	1. 抢救工作有条不紊，配合默契		5		
	2. 抢救记录及时、规范		5		
	3. 抢救过程体现人文关怀，保护患者隐私		5		
总分：100分				总计	

第三部分　共性篇

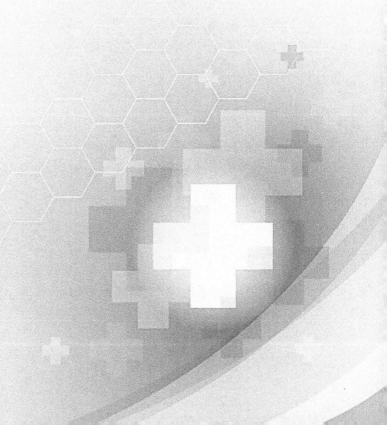

〈 24 〉

过敏性休克情景案例考核

病历资料

患者：男性，42岁，因被木头撞伤致腹痛1d，考虑"脾破裂"，入急诊抢救室。入院时，脉搏（HR）112次/min，呼吸（R）18次/min，血压（BP）153/101mmHg，SpO_2 99%。否认既往史，无过敏史。患者于急诊抢救室留待观察，等待入住普外科。遵医嘱给予止血、输液等对症支持治疗。

临床情景

患者在抢救室输注鹿瓜多肽32mg＋0.9%生理盐水250ml，10min后出现全身不适，胸闷，大汗淋漓。测得脉搏177次/min，呼吸25次/min，血压92/65mmHg，SpO_2 92%。

考核重点

1. 过敏性休克急救流程（附件A24-1）。
2. 开放气道和给氧的方法。

🩸 考核内容

考核点 1 病情的初步判断

该患者发生了过敏性休克。

考核点 2 紧急处理。

立即呼叫医生，按过敏性休克的急救流程处理。

考核点 3 开放气道和给氧的方法。

保持患者呼吸道通畅，给予吸氧。对喉头水肿患者采用仰头抬颏手法或推举下颌法开放气道（图24-1），呼吸球囊给氧（图24-2）；必要时行气管插管或气管切开，呼吸机辅助呼吸。

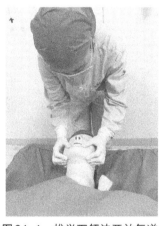 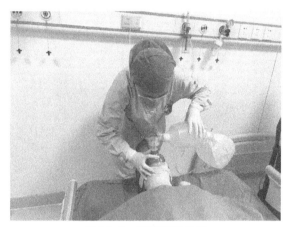

图24-1　推举下颌法开放气道　　　　图24-2　呼吸球囊给氧

考核点 4 执行有效医嘱。

（1）遵医嘱使用肾上腺素，皮下注射，剂量为0.5mg，切忌静脉推注。

肾上腺素主要通过兴奋β₂受体缓解支气管痉挛，舒张支气管，改善通气功能，并抑制过敏介质的释放，产生平喘效应，抑制血管内皮通透性。

（2）遵医嘱使用抗过敏药物，如氯苯那敏、异丙嗪、葡萄糖酸钙等。

（3）遵医嘱使用糖皮质激素；地塞米松注射液10mg，静脉注射；甲强龙40mg，加入10mL 0.9%生理盐水中，静脉注射。

（4）其他用药，如呼吸兴奋剂、血管活性药物（当患者血压持续不稳

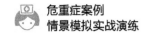
时应用）、纠正酸中毒药物等。

考核点5 病情监测。

（1）持续监测患者生命体征，注意氧饱和度、心率、血压的变化。

（2）注意观察患者的意识、尿量情况。

（3）注意观察患者的皮肤黏膜情况：有无发红、红斑、瘙痒、荨麻疹、血管性水肿等情况。

▓▓ 附件

附件A24-1：过敏性休克急救流程（图A24-1）

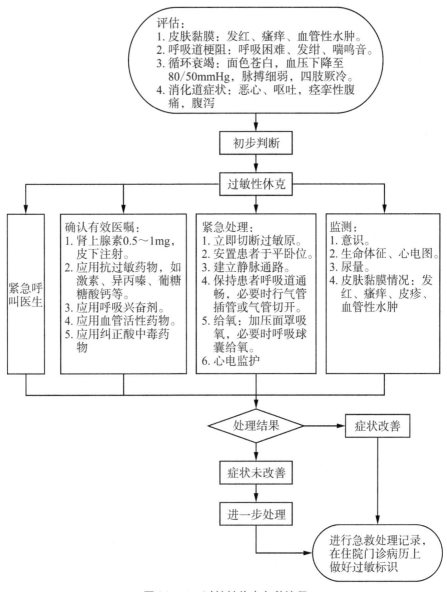

图 A24-1　过敏性休克急救流程

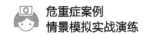
附件A24-2: 过敏性休克急救考核表 (表A24-1)

表A24-1 过敏性休克急救考核表

项　目	考核内容		分　值	存在问题	得　分
患者评估 (35%)	1. 评估依据	既往有过敏史（药物、食物、气体、花粉、棉絮等）	5		
		皮肤黏膜情况（最早出现）：发红、瘙痒、血管性水肿	5		
		呼吸道梗阻：呼吸困难、喘鸣音	5		
		循环衰竭：面色苍白，血压下降，脉搏细弱，四肢厥冷	5		
		消化道症状：腹痛、腹泻、呕吐	5		
	2. 初步诊断：过敏性休克		5		
	3. 紧急呼叫医生		5		
急救处理 (25%)	1. 切断过敏原，安置患者于平卧位		5		
	2. 立即皮下注射肾上腺素0.5～1mg，建立或保留静脉通路		5		
	3. 保持患者呼吸道通畅，必要时行气管插管或气管切开		5		
	4. 给予吸氧，必要时呼吸球囊给氧、心电监护		5		
	5. 确认有效医嘱：抗过敏药物（如激素、异丙嗪、葡糖糖酸钙等）、呼吸兴奋剂、血管活性药物、纠正酸中毒药物的使用。		5		
判断与处理 (25%)	休克纠正	1. 保持病房安静	5		
		2. 患者口腔和皮肤护理			
		3. 提供心理支持	5		
		4. 保持营养供给			
	休克未纠正	1. 监测：生命体征、意识、尿量、皮肤黏膜、出汗、皮疹等	5		
		2. 按医嘱继续用药，观察药物疗效	5		
		3. 观察病情变化，若出现喉头水肿，呼吸困难，肾功能衰竭等严重后果，立即给予相应处理（气管插管、血液透析等）	5		
整体评价 (15%)	1. 抢救工作有条不紊，配合默契		5		
	2. 抢救记录及时、规范		5		
	3. 抢救过程体现人文关怀，保护患者隐私		5		
总计：100分		总分			

⌃ ⟨ **25** ⟩ ⌄

低血容量性休克情景案例考核

🪪 病历资料

患者：男性，46岁，因工地作业时不慎从高处跌落，致全身多处疼痛，急诊拟"多发伤"收住入院。入院时，患者神志清，精神软，双鼻导管吸氧3L/min，体温37.1℃，心率113次/min，呼吸19次/min，血压117/75mmHg，SpO₂ 99%。查血常规：红细胞计数3.34×10¹²/L，白细胞计数2.8×10⁹/L，血红蛋白86g/L，红细胞压积33.3%。CT检查报告：肝左外叶及脾脏挫伤，腹、盆腔积液。

🛏 临床情景

入院2h后，患者血压下降至79/48mmHg，心率131次/min。予以林格氏液1000ml、羟乙基淀粉针500ml、红细胞悬液4U，快速滴入后血压无明显回升。之后用去甲肾上腺素针0.2μg/(kg·min)维持，血压90~120/45~65mmHg。查血常规：血红蛋白50g/L。因患者腹腔穿刺抽出不凝血，医生考虑脾破裂，对其急诊行"脾切除+肝挫裂伤修补+肠系膜修补术"。术中患者出血约4000ml。

考核重点

1. 低血容量性休克急救流程（附件A25-1）。
2. 静脉输血操作（附件A25-2）。

考核内容

考核点1 病情观察及判断。

该患者发生了低血容量性休克。

考核点2 紧急处理。

立即呼叫医生，按低血容量性休克流程处理。

考核点3 休克指数与失血量的判定（表25-1）。

患者血压90/45mmHg，快速判断患者存在腹腔内出血。

表25-1 低血容量性休克程度判断

项　目	休克前期	轻度休克	中度休克	重度休克
收缩压（mmHg）	正常或偏高	81~90	60~80	<60
脉压（mmHg）	>30	20~30	10~19	0~9
心率（次/min）	<100	100~120	>120	数不清
休克指数	0.5~1.0	1.1~1.5	1.6~2.0	>2.0
失血量（ml）	<800	800~1499	1500~2500	>2500
失血量占总血量（%）	<15	15~29	30~40	>40
临床表现	无明显症状	冷汗、口渴、面色苍白、情绪激动	气促、烦躁、发绀	点头呼吸昏迷

考核点4 静脉输血操作（图25-1至图25-3为部分操作要点）。

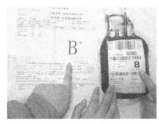 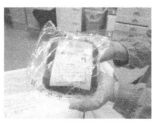 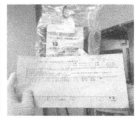

图25-1　血液查对　　　图25-2　轻轻摇动贮血袋　　　图25-3　床旁核对

▮▮**附件**

附件A25-1：低血容量性休克急救流程（图A25-1）

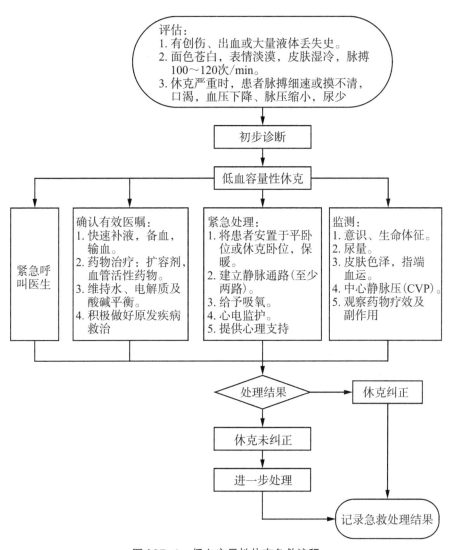

图A25-1　低血容量性休克急救流程

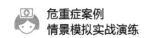
附件A25-2：静脉输血操作考核评分表（表A25-1）

表A25-1 静脉输血操作考核评分表

项 目			程 序	完 成	未完成		得 分
					未做	错误	
自身准备			仪表端庄				
			洗手				
			戴口罩				
操作前准备	★	血液查对	患者病区、床号、姓名、住院号、原始血型、出生日期				
			交叉配血报告单、血袋标签、输血量、有效期、血袋有无渗漏、输血医嘱				
			血制品质量				
			两人查对并签全名				
			用物准备、环境准备				
操作过程		准备	核对患者信息、评估患者				
			解释、询问大小便				
			询问过敏史				
			安置患者于合适体位				
			戴手套				
		过程	建立静脉通路				
			根据医嘱给患者输血前用药				
	★		由两名医护人员带患者病历本在床旁再次核对床号、姓名、出生日期、血型及血液质量				
			以旋转动作轻轻摇动贮血袋，去除贮血袋接口外盖，连接输血器				
			调节输血滴速：15~30滴/min				
	★		安置患者，再次核对				
			在电子病历及交叉配血单上记录输血时间，双人签全名				
			解释输血的注意事项				
			输血15min后再次调节滴速				

续表

项　目			程　序	完　成	未完成		得　分
					未做	错误	
操作过程	过程		加强巡视，观察患者有无输血反应				
			血液输完后继续滴注少量生理盐水				
			将血袋送回输血科至少保留1d				
			填写输血结束时间，将交叉配血报告单夹入病历中				
			用物处理				
			洗手				
		★记录	输血起止时间、滴速				
			输血开始、输血开始后15min、输血结束后15min，输血结束后4h生命体征				
			在电子护理记录单上记录血型、输血成分、输血量				
			如有不良反应，记录发现不良反应时间、处理及效果				
注意事项			严格遵循三查八对及无菌原则				
			取回的血液应尽快输用，不得自行储血				
			血液内不得加入其他药物				
			严禁同一通路同时输入不同供血者的血液或液体				
操作熟练程度			动作轻巧、稳重、有条不紊				
人文关怀			操作中注意与患者交流，关心患者				

　　备注：输血考试总分100分，分32件考点，其中加★考件4分，其余项为3分。加★考件未做扣4分；其他考件未做扣3分；错误酌情扣分。

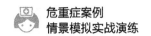

附件A25-3：低血容量性休克急救考核表（表A25-2）

表A25-2　低血容量性休克急救考核表

项　目	考核内容		分　值	存在问题	得　分
患者评估（25%）	1. 评估依据	有创伤、出血或大量液体丢失史	5		
		面色苍白，表情淡漠，皮肤湿冷，脉搏100～120次/min	5		
		休克严重时，脉搏细速或摸不清，口渴，血压下降，脉压缩小，尿少	5		
	2. 初步诊断：低血容量性休克		5		
	3. 紧急呼叫医生		5		
急救处理（30%）	1. 将患者安置于平卧位或休克卧位		5		
	2. 建立静脉通路（至少两路）		5		
	3. 给予吸氧		5		
	4. 心电监护		5		
	5. 保暖		5		
	6. 确认有效医嘱：快速补液，备血，输血，做好原发病救治工作等		5		
判断与处理（30%）	休克纠正	1. 观察病情变化，按照医嘱用药	5		
		2. 心理安慰	5		
	休克未纠正	1. 继续给予抗休克治疗	5		
		2. 积极做好原发病的救治工作，必要时做好术前准备	5		
		3. 持续监测生命体征、意识、尿量、皮肤黏膜、CVP，以及血常规、血气、生化等指标	5		
		4. 严密观察病情变化	5		
整体评价（15%）	1. 抢救工作有条不紊，配合默契		5		
	2. 抢救记录及时		5		
	3. 抢救过程体现人文关怀，保护患者隐私		5		
总分：100分				总分	

〈 26 〉

低血糖情景案例考核

病历资料

患者：女性，85岁，高血糖10多年，于2018年2月4日门诊就医，自诉近3d无明显诱因下常于夜间出现烦躁不安、饥饿、心悸、冷汗淋漓等症状，进食后得以缓解。为求进一步治疗，门诊拟"2型糖尿病"收住入院。患者既往有高血压病史，生命体征及各项指数基本平稳。

临床情景

2018年2月6日（入院第2天）清晨6点，患者服用降糖药物后全身出汗明显，烦躁不安，患者家属急拉床头铃呼叫护士。护士赶到病房后发现患者心悸明显、说胡话。指测血糖浓度为1.8mmol/L。立即向医生汇报，按医嘱予以50％葡萄糖注射液20ml，静脉推注，继以5％葡萄糖注射液500ml静脉滴注。6:15，护士复测血糖浓度为5.2mmol/l，患者神清，症状缓解。嘱其进食。

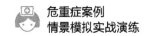

考核重点

1. 低血糖急救流程（附件 A26-1）。

2. 指测血糖操作（附件 A26-2）。

3. 2 型糖尿病患者发生低血糖的原因，监测重点（血糖、症状）（表 26-1）。

考核内容

考核点1 病情观察及判断。

该患者发生了低血糖。

考核点2 紧急处理。

立即呼叫医生，按低血糖急救流程处理。

考核点3 指测血糖操作（图 26-1 至图 26-3）

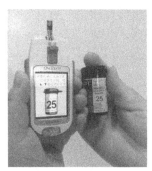

图 26-1 核对及调整代码

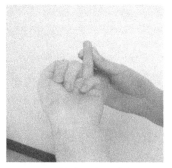

图 26-2 按摩手指两侧以确保血样充足

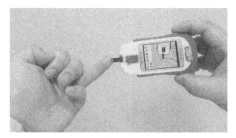

图 26-3 将血样置于试纸上指定区域

考核点4 分析2型糖尿病患者发生低血糖的原因，监测重点（血糖、症状）。

（1）2型糖尿病患者发生低血糖的原因（表26-1）。

表26-1 2型糖尿病患者发生低血糖的原因

因素	低血糖发生的原因
药物因素	胰岛素是目前临床治疗糖尿病的主流药物，尤其是对于接受强化治疗的2型糖尿病患者而言。胰岛素使用剂量过大，容易引起交感神经过度兴奋，使得机体内的降糖激素分泌量激增，促进肝糖原的分解，从而使得血糖低于正常水平。
年龄因素	随着2型糖尿病患者年龄的增高，机体机能普遍衰退，尤其是病程较长的糖尿病患者，肝肾功能不全情形尤为常见。在注射胰岛素或者服用降糖药物后，肝肾功能对药物的代谢与清除能力降低，血糖调节功能减弱，诱发低血糖。
饮食因素	患者用药后未进食，导致热量摄取不足，尤其是蛋白质摄入量的减少，会引起蛋白质缺乏，而蛋白质对于稳定血糖起着至关重要的作用。

（2）监测血糖：糖尿病患者血糖浓度≤3.9mmol/L时，即为低血糖。

（3）低血糖症状：可表现为心悸、焦虑、头晕、出汗、手抖、饥饿感，或神志改变、认知障碍、抽搐和昏迷等。老年患者发生低血糖时常可表现为行为异常或其他非典型症状。

⠿ 附件

附件A26-1：低血糖急救流程（图A26-1）

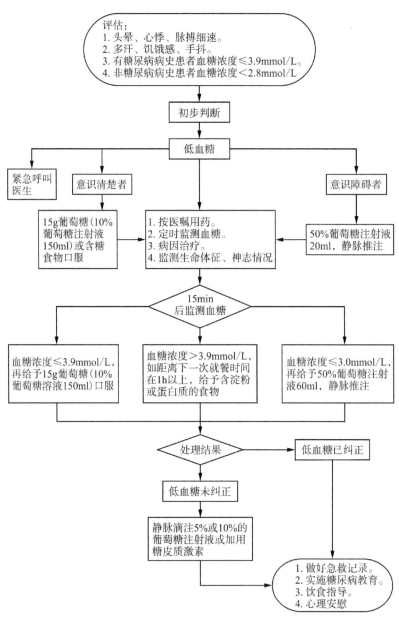

图A26-1 低血糖急救流程

附件A26-2：指测血糖操作考核评分表（表A26-1）

表A26-1 指测血糖操作考核评分表

项 目	分 值	程 序	完 成	未完成 未 做	未完成 错 误	得 分
自身准备		洗手：六步洗手法				
		戴口罩				
操作前准备		用物准备：治疗盘、血糖仪、采血针头、血糖试纸、75%酒精棉签、手套				
		检查血糖仪的工作状态				
		检查试纸、采血针的有效期				
操作过程	★	携用物到患者床边，核对身份				
		解释监测目的				
		清洁患者双手并协助其取舒适体位				
		评估患者进食时间				
		评估手指情况：避免在感染、瘢痕、硬茧、严重水肿等手指采血。				
		戴手套				
		从试纸瓶中取出一张试纸，立即盖上瓶盖				
		将试纸插入血糖仪的试纸插口，血糖仪将自动开机				
	★	确认血糖仪屏幕上出现的条码数字与试纸瓶上的相符				
		用75%酒精消毒皮肤，自然待干				
		取采血针头，当血糖仪上出现闪动的血滴时开始采血				
		采血部位采用指尖两侧的末梢毛细血管				
		忌用力挤压采血部位				
		用试纸点样区吸取血样，确保血样一次填满整个点样区				
		血糖仪显示屏上显示血糖结果，取出血糖试纸，血糖仪自动关机，血糖仪未显示各种"ERROR"				

项 目	分 值	程 序	完 成	未完成		得 分
				未 做	错 误	
操作过程		局部止血				
		告知患者血糖值				
		妥善安置患者				
		整理用物				
		脱手套				
		洗手				
		记录血糖值				
注意事项		血糖仪应按生产商使用要求定期进行标准液校正				
		试纸应放于阴凉通风处，避免受潮及污染，不能放于冰箱内				
		血糖仪检测的是毛细血管的血，忌用血糖仪测动静脉血的血糖值，否则会导致误差				
		严格执行无菌操作规程，必须使用一次性采血针，使用后的一次性采血针不得重复使用				
		对同一患者，应避免使用不同品牌血糖仪进行血糖监测				
		测血糖时应轮换采血部位				
		如血糖结果异常，应重复检测一次（血糖浓度 >16.6mmol/L 或 ≤3.9mmol/L），通知医生采取不同的干预措施，必要时复检静脉生化血糖				
		若糖尿病患者的低血糖值≤3.9mmol/L，且表现为大汗、饥饿、无力、面色苍白、肢体发抖、心悸等症状，则应让其进食含15g糖的食物，15min后复测血糖				
		若患者餐后2h血糖浓度低于5.5mmol/L（年轻人）或6.6mmol/L（老年人），则应适当让其进食				

续表

项　目	分　值	程　序	完　成	未完成		得　分
				未　做	错　误	
操作熟练程度		动作轻巧、熟练、有条不紊				
人文关怀		操作中注意与患者交流，关心患者				
结果	未做件数：　　错误件数：　　未通过加★件数：					
	总点评：					

　　备注：指测血糖操作考试总分100分，分38件考点，其中加★考件未做扣5分，其他考件未做扣2.5分，错误酌情扣分。

附件A26-3：低血糖急救考核表（表A26-2）

表A26-2　低血糖急救考核表

项　目	考核内容		分　值	存在问题	得　分
患者评估（30%）	1. 评估依据	头晕、心悸、脉搏细速	5		
		多汗、饥饿感、手抖	5		
		有糖尿病病史患者血糖浓度≤3.9mmol/L	5		
		无糖尿病病史患者血糖浓度<2.8mmol/L	5		
	2. 初步诊断：低血糖		5		
	3. 紧急呼叫医生		5		
急救处理（25%）	1. 如患者意识清醒，则口服15g葡萄糖（10%葡萄糖注射液150ml）或含糖食物		10		
	2. 意识障碍者，静脉推注50%葡萄糖注射液20ml		10		
	3. 按医嘱用药，监测生命体征和神志变化，15min以后监测血糖		5		
判断与处理（30%）	血糖纠正	1. 了解低血糖原因，调整饮食和用药，加强低血糖防治教育	5		
		2. 心理安慰，观察血糖变化	5		
	血糖未纠正	1. 血糖浓度≤3.9mmol/l，遵医嘱再给予15g葡萄糖（10%葡萄糖注射液150ml）口服	5		
		2. 血糖浓度>3.9mmol/l，如距离下一次就餐时间在1h以上，给予含淀粉或蛋白质的食物（如面包、麦片、饼干、香蕉、牛奶等）	5		

续表

项　　目		考核内容	分　值	存在问题	得　分
判断与处理（30%）	血糖未纠正	3. 血糖浓度≤3.0mmol/l，遵医嘱再给予50%葡萄糖注射液60ml，静脉推注	5		
		4. 遵医嘱静脉滴注5%或10%的葡萄糖注射液或加用糖皮质激素。根据病情监测生命体征及血糖变化	5		
整体评价（15%）	1. 抢救工作有条不紊，配合默契		5		
	2. 抢救记录及时、真实、客观		5		
	3. 抢救过程体现人文关怀，保护患者隐私		5		
总分：100分				合计	

⟨ 27 ⟩

高热情景案例考核

📋 病历资料

患者：男性，38岁，咳嗽、咳痰，伴发热2个多月，2017年9月8日市疾控中心确诊为人类免疫缺陷病毒（human immunodeficiency virus, HIV）抗体阳性，于2017年9月27日10:57入院。入院后医生给予退热、抗感染、抗真菌治疗及能量补充。患者无既往史，入院后完善各项检查，监测生命体征。

🏥 临床情景

9月27日18:00患者体温39.5℃，心率98次/min，呼吸19次/min，血压92/64mmHg，氧饱和度98%。按医嘱给予冰袋降温，半小时后复测体温39.3℃，汇报医生。给予芬必得缓释胶囊0.3g，口服，1h后复测体温38.5℃。其后24h内体温波动在1℃左右。

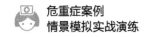

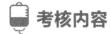 **考核重点**

1. 高热急救流程（附件A27-1）。
2. 耳温测量仪操作（附件A27-2）。

考核内容

考核点1 病情观察及判断。

该患者体温39.5℃，判断为高热。评估依据：

（1）低热：37.3～38.0℃。

（2）中度热：38.1～39℃。

（3）高热：39.1～41℃。

（4）超高热：41℃以上。

考核点2 紧急处理。

立即汇报医生，按高热急救流程处理。

考核点3 耳温测量仪操作（图27-1至图27-3）。

博朗PRO4000耳温测量仪的正常范围：0～2岁为36.4～38℃；3～10岁为36.1～37.8℃；11～65岁为35.9～37.6℃；65岁以上为35.8～37.5℃。

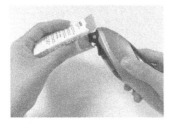 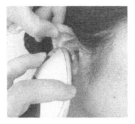 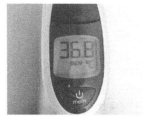

图27-1 正确放置探头帽　　图27-2 测量状态　　图27-3 显示测量结果

考核点4 冰袋使用及注意事项。

用冰袋降温的原理是传导，适用于38℃以上的患者。为防止温度过低，刚开始将冰袋用毛巾裹一层，置于患者的额部、体表大血管处（腋动脉、股动脉），5～10min后观察局部冰敷位置，如冰敷处出现麻木感，应撤下冰袋，以防皮肤冻伤。治疗后30min复测体温，必要时向医生汇报并进一步治疗。禁止将冰袋放置于患者的颈后、耳郭、心前区、腹部、阴囊及足底部位。禁止在放置冰袋的部位测量体温。切忌在患者寒战时使用冰袋，因寒战时皮肤毛细血管处于收缩状态，散热少，如再加用冰敷会使血管收缩加剧，减少皮肤血流量，从而妨碍体内热量的散发。

■ 附件

附件A27-1：高热急救流程（图A27-1）

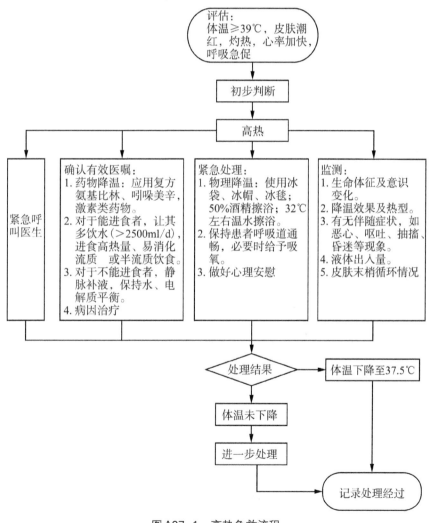

图A27-1　高热急救流程

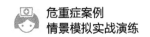
附件A27-2：耳温测量仪操作考核评分表（表A27-1）

表A27-1 耳温测量仪操作考核评分表

项 目		程 序	完 成	未完成		得 分
				未 做	错 误	
自身准备		仪容仪表整洁				
		洗手				
操作程序	准备	用物准备：治疗盘、耳温测量仪（博朗PRO 4000）、耳套（探头帽）、75%酒精棉签、污物盒				
		核对医嘱，质量检查				
	评估解释	携用物到患者床边，核对患者身份				
		向患者解释				
		安置患者于舒适体位				
		★ 1. 评估患者外耳道情况；2. 同时评估耳温测量仪的性能，显示正常的待机状态				
	操作过程	★ 正确安装探头帽，使探头帽扣住耳套检测器，耳温仪会自动开机，系统就绪				
		★ 将探头柔和地放入耳道，按下开始键				
		★ 放置耳道后听到一声长蜂鸣音且指示灯亮，表示测量结束，显示结果				
		妥善安置患者				
		整理用物				
		洗手				
		记录				
注意事项		左、右耳内温度并不完全相同，因此多次测量时应选择同一侧耳道				
		用75%酒精棉签轻轻擦拭探头表面，至少干燥5min再进行测量				
		耳温测量仪的探头帽应一次性使用				
		手动开机按键时间不宜过长，否则会进入温度单位转换模式				
		及时更换耳温测量仪电池				
操作熟练程度		动作轻巧、熟练、有条不紊				

项 目	程 序	完 成	未完成		得 分
			未 做	错 误	
人文关怀	操作中注意与患者交流，关心患者				
结果	未做件数： 错误件数：				
	总点评：				

备注：耳温测量仪操作考核总分100分，共22件考点。加★考件每件7分，未做扣7分；其余考件每件4分，未做扣4分；错误酌情扣分。

附件A27-3：高热急救考核表（表A27-2）

表A27-2 高热急救考核表

项 目	考核内容		分 值	存在问题	得 分
患者评估（25%）	1. 评估依据	体温≥39℃	5		
		皮肤潮红、灼热，心率加快，呼吸急促	5		
		伴有头痛，烦躁，神志意识变化	5		
	2. 初步诊断：高热		5		
	3. 紧急呼叫医生		5		
急救处理（30%）	1. 物理降温：使用冰袋、冰帽、冰毯；50%酒精擦浴；32℃左右温水擦浴		6		
	2. 按医嘱使用降温药物，观察患者体温变化		6		
	3. 保持周围环境通风，温湿度适宜		6		
	4. 保持患者呼吸道通畅，必要时给予吸氧		6		
	5. 对意识清醒者做好心理安慰；对意识模糊者做好安全防护		6		
判断与处理（30%）	症状缓解	1. 观察生命体征及意识变化	5		
		2. 观察降温效果及热型	5		
		3. 观察有无伴随症状，如恶心、呕吐、抽搐、昏迷等现象	5		
	症状未缓解	1. 按照医嘱进一步处理	5		
		2. 继续物理降温，注意出入量，保持体液平衡	5		
		3. 物理降温时注意观察皮肤末梢循环	5		

续表

项 目	考核内容	分 值	存在问题	得 分
整体评价（15%）	1. 抢救工作有条不紊，配合默契	5		
	2. 抢救记录及时、规范	5		
	3. 抢救过程体现人文关怀，保护患者隐私	5		
总分：100分			总计	

抽搐急救情景案例考核

病历资料

患者：男性，48岁，4d前于工地工作时右小腿外侧不慎被铁片割伤。伤口长约8cm，深约3cm。当时予以压迫止血，未做其他特殊处理。于2017年8月11日16:30因"全身乏力、头晕2d"急诊收治入院。入院后，完善各项检查。皮试后按医嘱给予破伤风抗毒素1500U，肌肉注射，监测生命体征，并对伤口换药1次。

临床情景

患者于8月13日（入院2d后）13:05突发四肢痉挛性收缩，伴牙关紧闭。立即给予双鼻导管吸氧5L/min。2min后患者症状仍未缓解，且神志出现模糊，极度烦躁，伴小便失禁。检查双侧瞳孔等大、等圆，直径2.5mm，对光反射存在。体温38.3℃，脉搏121次/min，呼吸38次/min，血压165/78mmHg，SpO₂ 87％。

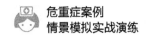
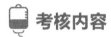 **考核重点**

1. 抽搐急救流程（附件A28-1）。
2. 口咽通气管操作。

考核内容

考核点1 病情观察及判断。

该患者在被铁片割伤后的第2天出现四肢痉挛性收缩，伴牙关紧闭，继而出现神志模糊，极度烦躁，伴小便失禁等症状。判断该患者发生了破伤风感染，从而引起抽搐。评估依据：

（1）四肢及躯干出现全身骨骼肌强直性收缩或痉挛性收缩。

（2）伴有流口水，大小便失禁。

（3）暂时性呼吸停止，意识丧失。

考核点2 破伤风皮试结果判断。

于前臂内侧皮内注射0.1ml破伤风抗毒素，30min后观察注射局部反应，若出现红晕或荨麻疹样硬结，则为阳性反应。该患者皮试结果为阴性。

考核点3 紧急处理

立即呼叫医生，按抽搐急救流程处理。

考核点4 口咽通气管操作。

▪▪附件

附件A28-1：抽搐急救流程（图A28-1）

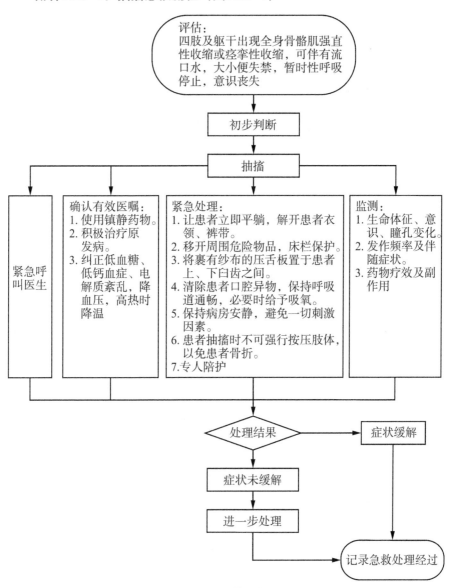

图 A28-1 抽搐急救流程

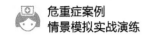
附件A28-2：抽搐急救考核表（表A28-1）

表A28-1　抽搐急救考核表

项　目	考核内容		分　值	存在问题	得　分
患者评估（25%）	1. 评估依据	四肢及躯干出现全身骨骼肌强直性收缩或痉挛性收缩	5		
		伴有流口水，大小便失禁	5		
		暂时性呼吸停止，意识丧失	5		
	2. 初步诊断：抽搐		5		
	3. 紧急呼叫医生		5		
急救处理（30%）	1. 让患者立即平躺，解开患者衣领，保持患者呼吸道通畅		6		
	2. 将裹有纱布的压舌板置于患者上下臼齿之间，防止舌咬伤		6		
	3. 清除患者口腔异物，必要时给予吸氧，备吸引器		6		
	4. 保持病房安静，避免一切刺激因素，移开周围危险物品，专人陪护		6		
	5. 安全防护；患者抽搐时不可强行按压肢体，以免患者骨折；防止坠床		6		
判断与处理（30%）	症状缓解	1. 监测生命体征、意识、瞳孔变化	5		
		2. 记录发作频率及伴随症状	5		
		3. 监测药物疗效及副作用	5		
	症状未缓解	1. 保持患者呼吸道通畅	5		
		2. 遵医嘱进行对症处理	5		
		3. 专人护理，记录发作频率及伴随症状	5		
整体评价（15%）	1. 抢救工作有条不紊，配合默契		5		
	2. 抢救记录及时、规范		5		
	3. 抢救过程体现人文关怀，保护患者隐私		5		
总分：100分				总计	

∧
〈 **29** 〉
∨

高钾血症情景案例考核

🪪 病历资料

　　患者：男性，65岁，因"尿蛋白阳性10多年，乏力伴恶心、呕吐1周"收住入院。急诊血生化，报告显示：肌酐浓度为1864.9μmol/L，尿素氮浓度为55.02mmol/L，尿酸浓度为694.8μmol/L，钾浓度为7.73mmol/L。按医嘱给予一级护理，鼻导管吸氧2L/min，心电监护，"葡萄糖酸钙针、托拉塞米针、胰岛素针＋10％葡萄糖针"降钾等对症支持治疗。

🛏 临床情景

　　患者对症治疗后，仍感乏力，出现恶心、呕吐。

☑ 考核重点

　　1. 高钾血症急救流程（附件A29-1）
　　2. 高钾血症心电图解读。

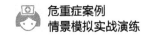
考核内容

考核点1 病情观察及判断。

该患者血钾浓度为7.73mmol/L，符合高钾血症诊断标准。

（1）血清钾浓度＞5.5mmol/l。

（2）四肢无力，腱反射消失。

（3）心电图：T波高尖，Q-T间期缩短，心动过缓。

（4）严重时心搏骤停。

考核点2 紧急处理。

立即呼叫医生，按高钾血症急救流程处理。

考核点3 高钾血症病情观察要点。

观察患者生命体征、意识、四肢肌力、肾功能、电解质、心电图变化，询问患者自觉症状有无改善。

考核点4 高钾血症患者心电图特征。

心电图特征：窦性心律，Q-T间期缩短，V2—V4 T波高尖对称，呈帐篷状（图29-1）。

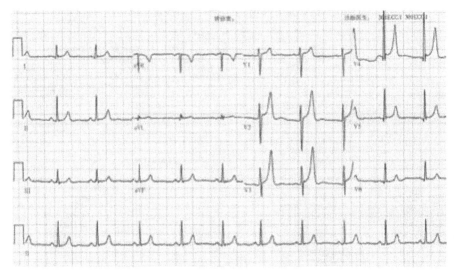

图29-1 高钾血症患者心电图

附件A29-1：高钾血症急救流程（图A29-1）

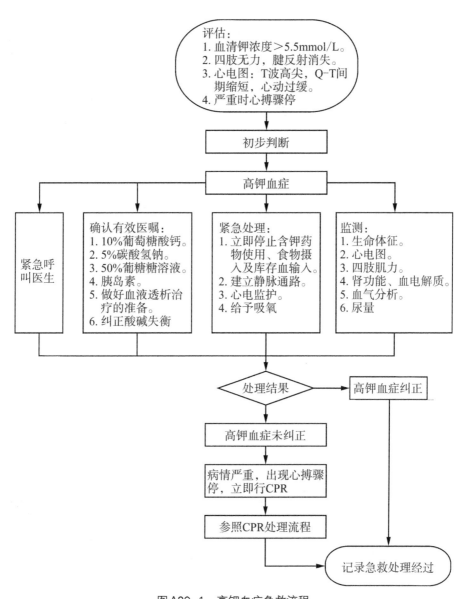

图A29-1 高钾血症急救流程

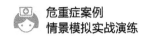
附件A29-2：高钾血症急救考核表（表A29-1）

表A29-1　高钾血症急救考核表

项　目		考核内容	分　值	存在问题	得　分
患者 评估 （30%）	1. 评估 依据	血清钾浓度＞5.5mmol/L	5		
		四肢无力，腱反射消失	5		
		心电图示T波高尖，Q-T间期缩短，心动过缓	5		
		严重时心搏骤停	5		
	2. 初步诊断：高钾血症		5		
	3. 紧急呼叫医生		5		
急救 处理 （25%）	1. 立即停止含钾药物使用和食物摄入及库存血输入		5		
	2. 建立静脉通路		5		
	3. 心电监护		5		
	4. 确认有效医嘱：排钾利尿剂、10%葡糖糖酸钙、5%碳酸氢钠、胰岛素等药物的使用		10		
判断 与 处理 （30%）	高钾血症 纠正	1. 观察生命体征、肾功能、血电解质、血气分析、心电图、尿量变化	5		
		2. 安慰患者，稳定情绪	5		
	高钾血症 未纠正	1. 观察病情变化，监测血钾浓度，按医嘱继续用药，观察药物疗效	10		
		2. 病情严重，做好血液透析的准备	5		
		3. 出现心搏骤停，立即行CPR	5		
整体 评价 （15%）	1. 抢救工作有条不紊，配合默契		5		
	2. 抢救记录及时、规范		5		
	3. 抢救过程体现人文关怀，保护患者隐私		5		
总分：100分				总计	

〈 **30** 〉

心搏骤停情景案例考核

病历资料

患者：女性，65岁，因"结缔组织病"于2017年2月20日14：16入院。入院时患者自觉症状缓解不明显，每日双手苍白、青紫、潮红三相变化发作数次，即使保暖，症状也不易缓解。偶有胸闷、气急，休息后可缓解。伴双下肢酸痛、乏力，下蹲动作困难，无恶心、呕吐，无头晕、头痛，无腹痛、腹泻等其他不适。

临床情景

患者于2017年2月23日（入院3d后）19：00开始血压持续升高，血压195/113mmHg。给予氨氯地平片5mg，口服。于20：10复测血压，血压值为226/118mmHg。咳嗽、咳痰明显增多，痰黏不易咳出，少尿，胸闷、气急明显。活动后加剧，休息后缓解不明显。心电监护：血压226/118mmHg，心率138次/min，呼吸20次/min，氧饱和度78%。患者于20：18出现烦躁不安，呼吸急促，心电监护显示心率138次/min，氧饱和度70%。立即加大氧流量，改用面罩吸氧。但患者氧饱和度仍下降。考虑痰液窒息，立即给予拍背以促排痰。因患者痰咳不出，给予吸痰，痰黏不易吸出。患者于20:21突然神志不清，且血压、氧饱和度无法测出。

考核重点

1. 心搏骤停急救流程（附件A30-1）。
2. 除颤仪操作（附件A30-4）。

考核内容

考核点1 病情观察及判断。

患者于20:21突然神志不清，且血压、氧饱和度无法测出，因此判断为心搏骤停。

（1）突然意识丧失。

（2）颜面、口唇由苍白到青紫。

（3）大动脉搏动消失，血压无法测出，呼吸暂停。

（4）心电监护显示：心电机械分离，心室纤颤，无脉搏性室速。

考核点2 紧急处理。

启动院级急救系统并开始按心搏骤停急救流程处理。

考核点3 操作技术考核。

（1）呼吸球囊操作。

（2）除颤仪操作。

（3）气管插管配合。

考核点4 病情观察重点。

（1）生命体征、意识、瞳孔、面色变化。

（2）液体出入量，尤其尿量。

（3）血气分析、血电解质等。

▒▒附件

附件A30-1：心搏骤停急救流程（图A30-1）

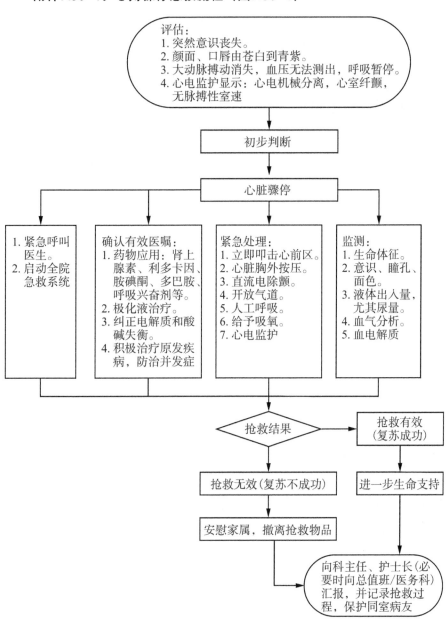

图A30-1 心搏骤停急救流程

附件A30-2：院内单人CPR操作规程（成年人）（图A30-2）

评估周围环境

↓ 确定周围环境安全，排除危险因素

评估患者意识

↓ 患者反应性：拍肩膀，大声询问，禁忌激烈摇晃患者

启动急救反应系统

↓

安置患者体位

↓ 去枕仰卧位（硬板床或垫板）

评估脉搏和呼吸

↓
1. 评估颈动脉搏动。
   （1）评估部位：操作者同侧颈动脉。
   （2）评估时间：检查脉搏时间至少5s但不应超过10s。
2. 评估呼吸。
   （1）评估方法：观察胸廓有无隆起。
   （2）判断有无有效呼吸，评估时间为5～10s。
   如10s后仍无法确定患者有无脉搏和呼吸，应开始胸外心脏按压

胸外心脏按压

↓
1. 按压部位：胸骨下半段，通常位于两乳头连线的中点处。
2. 按压手法：一手掌根部放在胸部正中两乳头之间的胸骨上，另一手平行重叠压在其手背上，肘部伸直，掌根用力，手指抬离胸壁，实施连续规则的按压。
3. 按压深度：约5～6cm，每次按压后应让胸壁完全回复。
4. 按压频率、100～120次/min，按压与放松的时间基本相等，按压中尽量减少中断，中断不超过10s（除一些特殊操作外，如建立人工气道或者除颤）。
5. 按压-通气比值：30∶2

开放气道

↓ 仰头抬颌法：一手掌压低患者前额，另一手的食指和中指托起患者下颌骨

人工呼吸

↓
通过简易面罩给予2次呼吸（10s内完成），每次吸气相用时大于1s，并给予足够能使胸廓抬起的潮气量。
如果第一次通气看不到患者胸廓起伏，应该重新开放气道；如果在方法正确的前提下，连续2次通气都没有见到患者的胸廓起伏，即提示有异物梗阻（按异物梗阻处理）

评估复苏效果

图A30-2 院内单人CPR操作规程

附件A30-3：院内两人CPR操作规程（图A30-3）

```
┌─────────────────────┐
│     评估周围环境      │
└─────────────────────┘
        │  确定周围环境安全，排除危险因素
        ▼
┌─────────────────────┐
│     评估患者意识      │
└─────────────────────┘
        │  患者反应性：拍肩膀，大声询问，禁忌激烈摇晃患者
        ▼
┌─────────────────────┐
│    启动急救反应系统    │
└─────────────────────┘
        ▼
┌─────────────────────┐
│     安置患者体位      │
└─────────────────────┘
        │  去枕仰卧位（硬板床或垫板）
        ▼
┌─────────────────────┐
│    评估脉搏和呼吸      │
└─────────────────────┘
```

1. 评估颈动脉搏动。
   (1) 评估部位：操作者同侧颈动脉。
   (2) 评估时间：检查脉搏时间至少5s但不应超过10s。
2. 评估呼吸。
   (1) 评估方法：观察胸廓有无隆起。
   (2) 判断有无有效呼吸，评估时间为5～10s。
如10s后仍无法确定患者有无脉搏和呼吸，应开始胸外心脏按压

```
┌─────────────────────┐
│     胸外心脏按压      │
└─────────────────────┘
```

1. 按压部位：胸骨下半段，通常位于两乳头连线的中点处。
2. 按压手法：一手掌根部放在胸部正中两乳头之间的胸骨上，另一手平行重叠压在其手背上，肘部伸直，掌根用力，手指抬离胸壁，实施连续规则的按压。
3. 按压深度：约5～6cm。每次按压后应让胸壁完全回复。
4. 频率：100～120次/min，按压与放松的时间基本相等，按压中尽量减少中断，中断不超过10s（除一些特殊操作外，如建立人工气道或者除颤）。
5. 按压-通气比值：30∶2

```
┌─────────────────────────┐
│  开放气道，呼吸球囊辅助呼吸  │
└─────────────────────────┘
```

1. 抢救者位于患者的头顶方。
2. 面罩罩住患者口鼻。抢救者用一手的中指、无名指、小指置于患者的下颌部保持患者张口，食指、拇指置于面罩上呈C—E手法，按紧不漏气，并保持气道通畅，必要时插入口咽通气管，右手挤压球囊。
3. 若有两人操作，一人持面罩同时保持气道开放，一人用双手挤压球囊。
4. 对于无自主呼吸的患者，挤压频率为10～12次/min。如患者有自主呼吸，应尽量在患者吸气时挤压皮囊。潮气量大约500～600ml，吸气相用时超过1s，1L球囊挤压1/2～2/3，2L球囊挤压1/3

```
┌─────────────────────┐
│      甲与乙换位       │
└─────────────────────┘
```

1. 换位时机：30∶2的按压-通气进行5个循环或抢救2min后。
2. 换位方式：可采用钟摆式的换位法

```
┌─────────────────────┐
│   (乙)评估复苏效果     │
└─────────────────────┘
        │
        ▼
┌─────────────────────┐
│ (乙)开始按压(如有需要) │
└─────────────────────┘
```

图A30-3　院内两人CPR操作规程

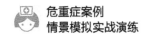

附件A30-4：除颤仪操作考核评分表（表A30-1）

表A30-1 除颤仪操作考核评分表

项　目		程　序	完　成	未完成		得　分
				未　做	错　误	
用物准备		除颤仪、导电糊（生理盐水纱布）、呼吸球囊及抢救车				
评估和观察要点		评估意识：是否突发意识丧失、抽搐、发绀、大动脉搏动消失				
		确定心律：室颤、无脉搏室速、室扑				
		除颤仪到达之前应先行单人CPR				
操作过程		开除颤仪:选择paddle导联，以便快速察看心律				
	★	确认为非同步方式				
	★	涂导电糊：将导电糊均匀涂在电极板上				
	★	选择合适的能量： 成年人：双向波，方形去极波（150～200J），直线波（120J）。如果不能确定者选200J。儿童：首次2J/kg，后续能量为4J/kg。不超过10J/kg或成年人使用的能量。				
	★	放置电极板，将导电糊均匀涂在患者身上				
		清场，分析心律				
	★	再次确定心律：室颤、无脉搏室速、室扑				
	★	清场：确认没有人接触床边				
		充电：按充电按钮，除颤仪自动充电至显示屏显示所选的能量				
	★	放电：电极板紧贴皮肤，电极板上的指示器显示绿色，双手同时按压放电按钮				
	★	紧接着继续CPR 5个循环				
		评估节律，按需决定是否再次除颤				
		安置患者				
		处理用物				

项 目		程 序	完 成	未完成		得 分
				未 做	错 误	
操作过程		洗手				
		记录抢救过程				
注意事项		1. 不应将导电糊涂在两电极板之间的胸壁上，以免除颤无效				
		2. 胸部有植入性装置时，电极应该放在距该装置10cm外的位置，有医疗器械时，应远离医疗器械至少2.5cm				
		3. 切忌将电极板直接放在治疗性贴片、监护仪贴片、导联线的上面				
		4. 若患者大量出汗，则在除颤前应迅速将患者胸部擦干				
操作熟练程度		操作熟练，体现急救意识及人文关怀				
结果		未做件数：　　错误件数：　　未通过加★件数：				
		总点评：				

备注：除颤操作考试总分100分，分23件考点，其中加★考件5分，其余项为4分。加★未做扣5分，错误扣4分；其他考件未做扣4分，错误酌情扣分。

附件A30-5：心搏骤停急救考核表（表A30-2）

表A30-2 心搏骤停急救考核表

项 目	考核内容		分 值	存在问题	得 分
患者评估（25%）	1. 评估依据	突然意识丧失	2		
		颜面、口唇由苍白到青紫	2		
		大动脉搏动消失，血压无法测出，呼吸暂停	4		
		心电监护示：心电机械分离，心室颤动，无脉搏性室速	2		
	2. 初步诊断：心搏骤停		5		
	3. 紧急呼叫医生		5		
	4. 拨打电话，启动急救反应系统		5		

续表

项　目	考核内容		分　值	存在问题	得　分
急救处理（60%）	1. 立即叩击心前区，心脏胸外按压		10		
	2. 直流电除颤		5		
	3. 开放气道，人工呼吸		5		
	4. 给予吸氧		5		
	5. 心电监护		5		
	6. 确认有效医嘱：应用肾上腺素、利多卡因、胺碘酮、多巴胺、呼吸兴奋剂等药物，纠正电解质和酸碱失衡，治疗原发疾病，防止并发症		5		
	症状改善	1. 进一步生命支持	5		
		2. 注意观察病情变化	5		
	症状未改善	1. 继续心肺复苏	5		
		2. 观察病情，监测指标：生命体征，意识水平，瞳孔变化，面色，液体出入量（尤其是尿量），血气分析，血电解质	5		
		3. 安慰家属，撤离抢救用物	5		
整体评价（15%）	1. 抢救工作有条不紊，配合默契		5		
	2. 抢救记录及时，规范		5		
	3. 抢救过程体现人文关怀，保护患者隐私		5		
总分：100分		总计			

参考文献

[1] 陈立音. 自发性张力性气胸的急诊抢救与护理[J]. 全科护理, 2016, 14(9): 915-916.

[2] 陈英. 颅内动脉瘤破裂的急救及护理[J]. 现代医药卫生, 2005, 21(4): 465-466.

[3] 陈友谊, 孙备, 姜洪池. 胰十二指肠切除术后胰漏的影响因素分析[J]. 中华外科杂志, 2013, 51(8): 680-684.

[4] 崔焱. 护理学基础[M]. 北京: 人民卫生出版社, 2001.

[5] 高士濂. 实用解剖图谱[M]. 3版. 上海: 上海科学技术出版社, 2012.

[6] 高志杰, 张淑杰, 张晓红, 等. 脑动脉瘤破裂患者的急救及护理体会[J]. 中国组织工程研究, 2014, (z1): 38-39.

[7] 何浩. 骨筋膜室综合征的早期观察及护理体会[J]. 当代护士, 2013, 1: 69.

[8] 胡栋. 重型颅脑损伤昏迷患者的清醒预测模型[D]. 2013.

[9] 金友红, 谭萍华, 杨春华, 等. 破伤风抗毒素皮试及脱敏注射方法的对比性研究[J]. 中华现代护理杂志, 2010, 16(33): 4072-4073.

[10] 雷晓峰, 金毅, 高亮, 等. 颅脑损伤患者颅内压监测正常下意外瞳孔散大[J]. 中华创伤杂志, 2013, 29(2): 111-115.

[11] 李坤, 黄海燕. 高血钾症患者心电图特征[J]. 海南医学, 2009, 20(7): 212-213.

[12] 李乐之, 路潜. 外科护理学[M]. 5版. 北京: 人民卫生出版社, 2014.

[13] 李松兴, 汪洋畅, 李清香. 肾上腺素在头孢类药物过敏性休克抢救中的效果观察[J]. 基层医学论坛, 2016, (9): 541-542.

[14] 林春华,向美荣. 低血容量性休克的护理[J]. 中国伤残医学,2014,(4):306-307.

[15] 林卓美. 脑动脉瘤破裂患者的急救及护理体会[J]. 中国实用医药,2016,11(5):207-208.

[16] 刘盈,陈颖. 进食造成气管异物抢救方法[J]. 实用医技杂志,2013,20(2):166.

[17] 孟震,王懿,李桂香,等. 老年患者腹部术后切口裂开因素分析及防治措施[J]. 解放军预防医学杂志,2015,33(1):58-59.

[18] 任丽华,高青. 神经外科重症病人的管道护理[J]. 护理实践与研究,2012,9(9):117-118.

[19] 邵满芬. 体外循环术中6例高钾血症患者的护理体会[J]. 心脑血管病防治,2013,13(1):78-79.

[20] 唐子人,赵燊,唐万春. 2015美国心脏协会心肺复苏指南更新的解读[J]. 中华急诊医学杂志,2016,1:3-6.

[21] 王春英,房君,陈瑜,等. 实用重症护理技术操作规范与图解[M]. 杭州:浙江大学出版社,2017.

[22] 王春英,徐军,房君,等. 实用护理技术操作规范与图解[M]. 杭州:浙江大学出版社,2015.

[23] 王建华. 高血钾症引起心电图改变的临床分析[J]. 西部中医药,2014,27(6):156-157.

[24] 王亚楠,马凤莲,韩露. 高血钾症患者在心内科监护的临床观察与护理[J]. 临床医药文献杂志,2015,2(13):2653.

[25] 王玉芳. 2型糖尿病患者低血糖发生原因分析及护理对策探讨[J]. 当代临床医刊,2017,30(5):3425.

[26] 王玉梅. 实用重症监护护理[J]. 护士进修杂志,2008,9(18):1635-1636.

[27] 韦凤新,唐美绞,韦玲慧,等. 大量补液应急预案在创伤低血容量性休克中的应用[J]. 中外医疗,2013,32(35):141-141.

[28] 肖利华. 癫痫持续状态患者的院前急救与护理[J]. 实用临床护理

学电子杂志,2017,2(18):179,181.

[29] 信维刚. 抢救过敏性休克50例体会[J]. 世界临床医学,2015,9(9):276.

[30] 胥少汀,葛宝丰,徐印坎. 实用骨科学[M]. 4版. 北京:人民军医出版社,2012.

[31] 徐黛玉,费娟英. 甲状腺术后出血的急救与护理配合[J]. 中国高等医学教育,2010,9:143-144.

[32] 徐继红,吴绍亮. 左氧氟沙星致过敏性休克24例临床分析[J]. 临床医药文献电子杂志,2015,(25):5245-5246.

[33] 许俊. 严重过敏反应早识别,肾上腺素应肌注[J]. 医师在线,2017,7(27):26-27.

[34] 杨丽,王莉薇,刘萌萌. 多头腹带在预防开腹手术后切口裂开中的应用效果[J]. 卫生职业教育,2016,34,(17):145-146.

[35] 杨秀菊,周秀鸾,周秀兰. 癫痫持续状态患者的急救护理措施[J]. 国际护理学杂志,2013,32(10):2319-2320.

[36] 叶丽倩. 浅析癫痫持续状态的急救护理体会[J]. 实用临床护理学电子杂志,2016,1(11):175-175,178.

[37] 尤黎明,吴瑛. 内科护理学[M]. 6版. 北京:人民卫生出版社,2017.

[38] 张波,桂莉. 急危重症护理学[M]. 北京:人民卫生出版社,2012.

[39] 张雪芹,李淑芳. 甲状腺术后麻醉苏醒期大出血的急救及护理[J]. 吉林医学,2010,13(26):178-179.

[40] 赵锐瑾,周丽华,姜曙娟. 食管贲门癌术后张力性气胸的观察与护理17例[J]. 中国实用护理杂志,2004,20(19):24-25.

[41] 郑国寿,占成业,高伟,等. 普外科急诊手术切口裂开相关因素的Logistic回归分析中国现代普通外科发展[J]. 2014,10,(17):806-808.

[42] 中国医师协会急诊医师分会. 急性上消化道出血急诊诊治流程专家共识[J],中国急救医学,2015,35(10):865-873.

[43] 中国医师协会急诊医师分会. 中国急诊感染性休克临床实践指南[J]. 中国急救医学,2016,36(3):193-206.

［44］中华医学会糖尿病学分会.中国2型糖尿病防治指南(2013年版)[J].中国糖尿病杂志,2014,(8):2-3.

［45］中华医学会心血管病学分会中华心血管病杂志编辑委员会.急性ST段抬高型心肌梗死诊断和治疗指南[J].血管病杂志,2010,38(8):675-679.

［46］钟松,徐兴凯,张连东.1例因张力性气胸致死患者的救治体会[J].中国急救医学,2009,29(1):96.